Manfred Müller
Das Gesicht als Spiegel der Gesundheit

D1720495

Manfred Müller

Das Gesicht als Spiegel der Gesundheit

Mit Antlitzdiagnostik Krankheiten sicher feststellen

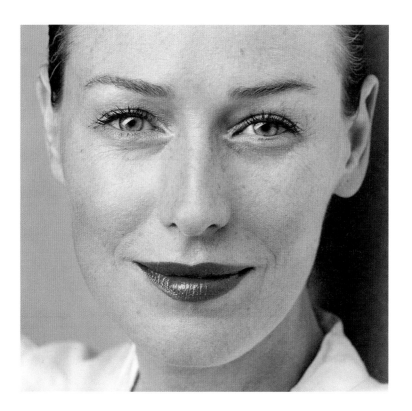

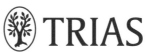

Bibliografische Information
der Deutschen Nationalbibliothek
Die Deutsche Nationalbibliothek verzeichnet diese
Publikation in der Deutschen Nationalbibliografie;
detaillierte bibliografische Daten sind im Internet
über http://dnb.d-nb.de abrufbar.

Programmplanung: Sibylle Duelli

Redaktion: Manfred Grauer
Fotografische Beratung: Atelier Jeanette Baars
Grafik: Werner Thumm

Umschlaggestaltung und Layout:
CYCLUS Visuelle Kommunikation, Stuttgart

Umschlagfoto vorn, hinten: Picture Press
Fotos im Innenteil: ppv Physiognomik Verlag (Seite 20–
23, 25, 40, 41, 58), akg-images (Seite 72), Kürbis Verlag
(Seite 74, 76, 78, 79), Kirlianfotografie/HP-Praxis Peter
Mandel (Seite 63, 64, 65, 80), Jeanette Baars & Manfred
Müller (sonstige Fotos)
Die abgebildeten Personen haben in keiner Weise etwas
mit der Krankheit zu tun.

Zeichnungen: Anemie Dörrer (Seite 18, 19)

1. Auflage 2003, Ehrenwirth in Verlagsgruppe Lübbe
GmbH & Co. KG
2. Auflage 2006, Haug Verlag in MVS Medizinverlage
Stuttgart GmbH & Co. KG

3. Auflage 2012 TRIAS Verlag, Stuttgart

© 2003, 2012 TRIAS Verlag in MVS Medizinverlage
Stuttgart GmbH & Co. KG
Oswald-Hesse-Straße 50, 70469 Stuttgart

Printed in Germany

Satz: ew print & medien service gmbh, Würzburg
gesetzt in: QuarkXpress
Druck: AZ Druck und Datentechnik GmbH, Kempten

Gedruckt auf chlorfrei gebleichtem Papier

ISBN 978-3-8304-6520-1

Auch erhältlich als E-Book:
eISBN (PDF) 978-3-8304-6521-8
eISBN (ePub) 978-3-8304-6522-5

SERVICE

Liebe Leserin, lieber Leser,
hat Ihnen dieses Buch weitergeholfen? Für Anregungen, Kritik, aber auch für Lob sind wir offen. So können
wir in Zukunft noch besser auf Ihre Wünsche eingehen. Schreiben Sie uns, denn Ihre Meinung zählt!

Ihr TRIAS Verlag

E-Mail Leserservice: heike.schmid@medizinverlage.de
Lektorat TRIAS Verlag, Postfach 30 05 04, 70445 Stuttgart, Fax: 0711-8931-748

Inhalt

Über den Autor

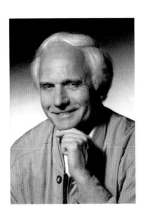

Manfred Müller wurde am 1. November 1940 in Pforzheim geboren. Er erhielt eine Ausbildung als Ingenieur. Zunächst war er im Management einer großen Schmuckwarenfirma tätig, später in verschiedenen Maschinenbauunternehmen.

Im Alter von ungefähr zwölf Jahren kam er durch die Zeitschrift »Das Neue Zeitalter« erstmals mit der Astrologie und der Esoterik in Berührung. Der Herausgeber dieser Zeitschrift war ein Sohn Carl Huters, des Begründers der Psycho-Physiognomik. Mit eben dieser Psycho-Physiognomik beschäftigte er sich dann intensiver aufgrund seiner Bekanntschaft mit dem Enkel Carl Huters.

Es folgte ein Studium der Psycho-Physiognomik bei Siegfried Kupfer und Gottlob Schäfer in Deutschland sowie in der Schweiz. Danach ließ er sich bei Prof. Ralph Jüliger in Psychologie ausbilden. Müller gehört zum Referentenkreis der Physiognomischen Gesellschaft der Schweiz. Der Autor des vorliegenden Ratgebers verfügt außerdem über eine Ausbildung in Naturheilkunde sowie als Yogalehrer.

Intensiv beschäftigte er sich mit Jiddu Krishnamurti. An der Krishnamurti-Schule in England begegnete er dem Inder, der ihn persönlich tief beeindruckte. Es ging bei diesem Treffen damals um die Gründung einer entsprechenden Schule in Deutschland. Prägend für Müller waren auch die Begegnung mit Thorwald Dethlefsen und der Meinungsaustausch mit Dr. Rüdiger Dahlke über dessen Sichtweise der Reinkarnationslehre und seiner archetypischen Medizin.

Zu dieser Zeit fand auch Müllers erste Begegnung mit seinem Lehrer in Pathophysiognomik, dem Schweizer Naturheilarzt Natale Ferronato, statt. Mit ihm steht er bis heute in regem Gedankenaustausch über seine eigene Arbeit auf dem Gebiet der Pathophysiognomik, auf der auch dieses Buch beruht.

Seit 1985 hält Müller Kurse in Psycho-Physiognomik in Deutschland, in der Schweiz und in Österreich ab. Seit 2009 verknüpft er die Familien- und Organisationsstellen nach Hellinger mit der Psycho-Physiognomik und berät Unternehmen in Personalangelegenheiten.

Zur neuen Auflage

Die Auflage wurde von mir dahingehend ergänzt, daß die von C. Huter gefundenen Achsen am Kopf in die neuesten Forschungsergebnisse von Peter Mandel in seiner esogetischen Medizin Eingang gefunden haben. Ferner die von Dr. Johannes Edelmann begründete Psychodontie, sie wird genauso wie die Farbpunktur für die nächsten Jahrzehnte in den Diagnosemethoden, meiner Ansicht nach, eine bahnbrechende Bedeutung erlangen. Dadurch sind uns humanere Methoden zur Diagnose in die Hand gegeben.

Dieses Buch soll auch aufzeigen, daß ein miteinander und ergänzendes der verschiedenen Diagnosemethoden möglich ist und sein muß.

Außerdem zeige ich auf, daß die Forschungen C. Huters heute auf vielen Gebieten seine Bestätigung findet.

Vorwort
von *Natale Ferronato*

Carl Huter hat mit der Begründung seiner Psychophysiognomik einen wesentlichen Beitrag in der Kulturgeschichte des Menschen geleistet, um Stärken und Schwächen des Menschen aus seinen Erscheinungsformen zu erkennen. Dadurch entstand die Lehre einer fundierten Menschenkenntnis. Glücklicherweise fanden sich sehr viele Schüler, die seine Lehre weitertrugen. Unter ihnen gab und gibt es auch besonders Begabte, die die Lehre kritisch analysierten und nun differenziert in Wort und Schrift weitergeben. Auch Du, lieber Manfred, gehörst zu diesem engeren Kreis. Du hast es auch verstanden, meine Pathophysiognomik in den Gesamtbau physiognomischer Kunst einzubauen; ich danke Dir dafür.

Ich wünsche Dir und Deinem Buch viel Erfolg

Natale Ferronato

Vorwort

von *Dr. Rüdiger Dahlke*

Immer und wohl für jeden ist es das Normalste von der Welt, aus dem Gesicht auf das Wesen und den Charakter eines Menschen zu schließen. Das geschieht automatisch und mehr oder weniger intuitiv. Der Volksmund formuliert ganz direkt, auf den ersten Eindruck käme es an, und damit ist natürlich im wesentlichen der Gesichtsausdruck eines Menschen gemeint und vor allem der der Augen. In den letzten beiden Jahrzehnten haben nun viele Methoden und Techniken aus den verschiedensten Traditionen und Hintergründen die sogenannte alternative Medizinszene erobert, die Wege anbieten, aus dem Außen auf das Innen eines Menschen zu schließen.

Dieses Vorgehen, bei dem man aus einem Teil auf das Ganze schließt, ist altbewährt und wird in der hermetischen Philosophie »Pars pro toto-Denken« genannt. Lange Zeit die wesentliche Erkenntnismethode, hat es mit dem Aufkommen der naturwissenschaftlichen Medizin schnell an Boden verloren. In der sogenannten Komplementärmedizin, die, wie der Name schon sagt, die andere naturwissenschaftliche Medizin nicht ersetzen, sondern komplementieren will, hat es sich mit der Zeit aber einen immer wichtigeren Stellenwert erobert. Die Fußreflexzonenmassage etwa ist inzwischen sowohl von der Diagnostik als auch von der Behandlung her nicht mehr wegzudenken. Von der US-Amerikanerin Ingham ursprünglich ziemlich körperlich gesehen, hat sie sich bis zu einer psychosomatischen, ja spirituellen Methode entwickelt, wenn man an die Metamorphose-Therapie St. Johns denkt. Aber auch andere Reflexzonen-Methoden wie etwa die französische Ohrakupunktur haben sich weit verbreitet. Selbst die Schulmedizin kennt ein Reflexzonensystem in den sogenannten Headschen Zonen, leider hat sie es nur nie weiterentwickelt und oft geradezu schamhaft versteckt, als ahnte sie, daß hier der Dammbruch zu einem ganz anderen, dem uralten Analogiedenken drohe.

In dem Maß aber, in dem große Medizin-Geister der Vergangenheit wie Paracelsus und Hildegard von Bingen neuerlich Anerkennung finden, läßt sich auch deren Philosophie und analoge Denkart nicht mehr aus dem Medizinbetrieb heraushalten. Hinzu kommt, daß Zellehre und Genetik, die beiden Grundbausteine des medizinisch-wissenschaftlichen Systems, längst auf das Pars-pro-tot-Prinzip bauen, wenn sie etwa davon ausgehen, daß in jeder Zelle die Information für den ganzen Menschen liege. Daran aber zweifelt heute kein vernünftiger Mensch mehr.

Somit ist diese Art des Denkens eigentlich auf allen Ebenen anerkannt, und es muß schon verwundern, daß deren einfachste und einleuchtendste Methode, die Antlitzdiagnostik, noch nicht längst im Mittelpunkt des allgemeinen Interesses steht. Vielleicht ist es ja dem vorliegenden Buch von Manfred Müller, den ich persönlich in vielen Seminaren als einen unermüdlichen Forscher in diesem Bereich kennenlernen konnte, vergönnt, den überfälligen Brückenschlag zu einer breiten Öffentlichkeit zu schaffen. Es ist erstaunlich, daß etwa die Augendiagnose heute wieder in viele Praxen Eingang gefunden hat, obwohl sie einen nicht unerheblichen apparativen Aufwand erfordert, und die so viel näherliegende Antlitzdiagnostik verglichen damit noch immer ein stiefmütterliches Schattendasein führt. Das Nächstliegende ist offensichtlich manchmal am schwersten zu entdecken und zu würdigen.

Dabei ist ihr Aufbau, wie er hier von Manfred Müller dargestellt wird, so einleuchtend. Von der Einheit des Menschen ausgehend, die sich in die Grundpolarität der beiden Geschlechter aufspaltet, um dann in der Dreiheit (körperlich in den drei Keimblättern ausgedrückt) aufzugehen und schließlich zu den vier Elementen beziehungsweise Grundcharakteren zu führen, gelangen wir zu einer natürlichen, einfachen und deshalb so überzeugenden Gliederung des Menschlichen. Besonders für westliche Menschen bietet sich diese Ordnung an. Sicherlich hat es auch Sinn, sich mit den fünf chinesischen Elementen auseinanderzusetzen, aber es ist nach meinen Erfahrungen ein langwieriger Prozeß, bis sie einem wirklich in Fleisch und Blut übergehen, wohingegen die vier Elemente der klassischen Antike uns so nahe liegen. Sie in Zusammenhang mit unserer inneren Natur zu bringen, war schon unseren Vorfahren selbstverständlich und macht uns die Antlitzdiagnostik umso leichter eingänglich.

Aus der Arbeit mit den »Säulen der Gesundheit« ergibt sich als deren wichtigste die Bewußtseinssäule. Auf mehr Interesse bei der breiten Öffentlichkeit stoßen aber die Säulen der Bewegung und Ernährung, wie sie sich auch im Bewegungs- und Ernährungsnaturell finden. Wer sich mit diesen Themen in der Praxis eingehender beschäftigt, weiß, daß zwar alle Säulen für alle Menschen wichtig sind, daß aber etwa Bewegung manchen entgegenkommt, während sie anderen sehr schwer fällt, oder daß einige Menschen fast ausschließlich für ihre Ernährung leben, während andere sich nicht viel aus Essen machen. Diese Grundtendenzen jeweils schon im Antlitz zu erkennen, könnte in der ärztlichen Praxis enorm hilfreich sein bei der Wahl der Therapien und Argumente.

Wenn man ferner »Krankheit als Symbol« kennen und schätzen gelernt hat, liegt es nahe, auch in der Welt der gesunden Organe, Glieder und Gewebe nach deren Symbolik zu forschen, und tatsächlich lohnt es sich in der Praxis außerordentlich, wenn man weiß, wofür ein Organ steht und was seine tiefere Bedeutung, ja sein mythologischer Hintergrund ist. In unserer schnellebigen Zeit neigen zwar viele Patienten dazu, sehr rasch zu den Symptomdeutungen überzugehen, aber die Erfahrung lehrt, wieviel tiefer sie gelangen könnten, wenn sie um die Be-Deutung der gesunden Strukturen wüßten.

Und selbst diejenigen, die tiefergehenden deutenden Ansätzen noch skeptisch gegenüberstehen, könnten über die Antlitzdiagnose einsteigen und ihre Patienten vor ernsten Konsequenzen bewahren, wenn sie auf so naheliegende Dinge wie die kleine, aber so deutliche Streßfurche am Ohrläppchen achten oder auf die Zeichen mangelnden Schlafes an den Schläfen.

Das vorliegende Buch von Manfred Müller bringt eine überzeugende und einfache Systematik für solch grundlegende Erkenntnis- und Diagnoseprozesse. Ich wünsche ihm eine große Verbreitung, auf daß sich die Basis unserer Hilfsangebote auf so vielen Ebenen der Therapie erweitern möge.

Vorwort

von *Peter Mandel*

»Wie Oben, so Unten, so lautet der Lehrsatz des esoterischen Stammvaters Hermes Trismegistos. Nachdem ich das Buch von Manfred Müller gelesen habe, möchte ich die Weisheit des »dreimal großen Hermes« interpretieren: »Wie Innen so Außen«.

In einer Zeit der spirituellen Revolution und Bewußtseinserweiterung lernen wir immer mehr den Zusammenhang der inneren Welt mit den Zeichen im Außen verstehen. Die visuelle Diagnostik und speziell die Gesichtsausdruckskunde sind unverzichtbares Handwerkzeug eines naturheilkundigen Therapeuten. »Das Leben hat mich gezeichnet« – diesen Satz hört man so oft, wenn man sich mit kranken Menschen unterhält. Das Leben findet vornehmlich innen statt, so daß die wahrnehmbaren Phänomene z.B. des Gesichtes als Folge innerer Vorgänge zu begreifen sind.

Mit Manfred Müller verbindet mich eine langjährige Freundschaft. Bei den vielen Gesprächen und Diskussionen mit ihm bin ich immer wieder von seinem »inneren Wissen« fasziniert und ich bin dankbar für das, was ich von ihm lernen darf.

Ich wünsche seinem Buch, daß es angenommen wird und weite Verbreitung erfährt, denn es hilft, uns selbst zu erkennen. Darüber hinaus kann das von ihm vermittelte Wissen dazu beitragen, daß wir im Vorfeld von Unwohlsein und Krankheit unsere inneren Unregelmäßigkeiten wahrnehmen. Dies wäre der erste Schritt in die wahre Prävention.

Einführung

Die visuelle Diagnostik ist nur eine von vielen Möglichkeiten zur Erkennung und Erhaltung der Gesundheit. Sie hat den großen Vorteil, daß sie ohne aufwendige Hilfsmittel durchführbar ist. Denn jeder von uns trägt die Zeichen und Anlagen von Gesundheit und Krankheit im Gesicht und am Körper mit sich herum!

Dieses Buch will keineswegs den Arzt oder Heilpraktiker ersetzen. Es soll seinen Sinn vielmehr darin finden, dem Leser unterstützend Kriterien an die Hand zu geben, damit er sich in gesunden und kranken Tagen schneller und besser einschätzen kann.

Der Ratgeber ist eine Einführung in die Grundlagen der Pathophysiognomik gemäß meinem Freund und Lehrer Natale Ferronato, einem Schweizer Naturheilarzt. Das Gebiet der Pathophysiognomik soll so einem größeren Kreis Interessierter bekannt gemacht werden, damit dieses Wissen nicht nur bei einigen wenigen Fachleuten verbleibt. Der schmale Band wird die Stärken und Schwächen Ihres körperlichen und seelischen Befindens aufzeigen.

Als weiterer Punkt steht an, daß wir die Eigenverantwortung für unsere Seele und unseren Körper übernehmen. Dieser Verantwortung kann niemand außer Ihnen selbst nachkommen, denn wenn etwas nicht richtig läuft, müssen Sie es ausleben; ein anderer Mensch kann Ihr Leben nicht leben. Außerdem ist es notwendig, daß Sie sich mit Ihrem Körper identifizieren und damit natürlich auch die Verantwortung übernehmen müssen (oder dürfen).

Eigenverantwortung

Dieser Ratgeber wird Sie in die Grundlagen der Psycho-Physiognomik nach Carl Huter und, wie schon gesagt, in die der Pathophysiognomik nach Natale Ferronato einführen. Ich möchte aufzeigen, daß für jedes Naturell eine andere Behandlung notwendig ist. Erst dadurch werden wir uns und unserem Lebensthema gerecht.

Das Buch erhebt keinerlei Anspruch auf Vollständigkeit, denn in dieser Kürze kann dieses umfangreiche Gebiet lediglich in seinen Grundzügen vorgestellt werden. Es verdeutlicht auch die immensen Möglichkeiten für eine schnellere Diagnose und damit natürlich auch Behandlung.

Kurz erklärt sei das Wort Physiognomie. Es geht auf den griechi-

Körper- und
Seelenaus-
druckskunde
schen Ausdruck Physiognomien zurück und heißt soviel wie »Nach
der Natur benennen und beurteilen«. Psycho-Physiognomik bedeutet
nach ihrem Begründer Carl Huter Körper- und Seelenausdruckskunde.

Gesundheit und Krankheit als Sprache der Seele

Die Seele sucht sich einen Körper und eine Familie, mit dem und in
der sie alle Strukturen findet, die für ihren Lebensweg notwendig
sind. Dadurch ergibt sich die Möglichkeit, die Erfahrungen zu sam-
meln, die für eine Weiterentwicklung benötigt werden. Es gibt keine
Differenz zwischen der wissenschaftlichen Vererbungslehre und der
Lehre über die Reinkarnation; beide können auf ihre Art und auf
ihrer Ebene bewiesen werden; es kommt nur darauf an, von welcher
Seite man das Ganze betrachtet – aus Sicht der Schulwissenschaft
oder der geistigen Wissenschaft.

Reinkarna-
tionslehre
   Die Reinkarnationslehre war schon den Urchristen zu eigen, bis zu
dem Zeitpunkt im vierten Jahrhundert nach Christus, als diese Lehre
verboten und aus den Schriften getilgt wurde. Fragmente davon finden sich aber trotzdem immer noch.

Krankheit ist stets ein Zeichen dafür, daß unsere Seele nicht in
ihrer Mitte ist und uns etwas aufzeigen will. Fällt sie aus ihrer Mitte, bedeutet dies, unser Tun und Denken entspricht nicht dem
ureigenen Lebensplan; dann zeigen sich zuerst psychische Symptome. Hören wir nicht auf diese Warnzeichen, sinkt das Thema
in unseren Körper ab. Wenn wir beispielsweise die Nase voll haben von einem Thema, jedoch nicht darauf reagieren, bekommen
wir schneller einen Schnupfen. Ebenso ist die Menge der zuge-
führten Nahrung nicht in der Hauptsache für Gewichtszu- bzw.
-abnahme maßgebend, sondern seelische Themen spielen eine
große Rolle.

Der Körper kann sich während des Lebens laut Huter um bis zu 70%
verändern – mit Ausnahme der Knochen (diese nur bedingt). Die
Veränderungen sind natürlich nicht so, daß aus einem Ernährungsnaturell mit seinen runden Formen und kürzeren Gliedern ein Bewegungsnaturell mit seinen langen Gliedern entsteht. Ohne die Grundlagen der visuellen Diagnostik zu kennen, lassen sich die einzelnen
Zeichen nicht richtig deuten. Um eine umfassende Diagnose stellen
zu können, sollte nach folgenden Betrachtungsschritten vorgegangen
werden:

■ Temperament;
■ Naturell (nach Carl Huter);
■ Geschlecht;
■ Impuls für das Gefühls- und das Bewegungsleben, Kräfte und Energien im Menschen;
■ danach werden die im Gesicht sichtbaren Zeichen mit all diesen Faktoren in Verbindung gebracht; dadurch entsteht eine tiefgehende Diagnose.

Der Anfänger wird zuerst nur die Gesichtsareale in Betracht ziehen, was natürlich als erste Aussage eine große Hilfe darstellt und in vielen Fällen ausreichend ist.

Alle diese eben genannten Faktoren sind zu berücksichtigen, denn Mann und Frau sowie jedes Naturell erlebt Gesundheit und Krankheit in seiner eigenen, ihm entsprechenden Form. Dies muß in Zukunft bei der Diagnose und Therapie auf jeden Fall stärker berücksichtigt werden. In neuesten Forschungen und Erfahrungen auf dem Gebiet der Biophotonen und der Farbpunktur nach Peter Mandel ließ sich dies an unzähligen Patienten bestätigen. Die Grundlage der Psycho-Physiognomik bildet die menschliche Zelle; denn dort beginnt Menschenkenntnis und damit auch Pathophysiognomik.

Biophotonen, Farbpunktur

Danksagung

2. Auflage

Mein herzlicher Dank gilt all denen, die mich immer wieder ermuntert haben, dieses Buch über visuelle Diagnostik auf den Weg zu bringen, die mich mit ihrer wohlwollenden Kritik zum Überdenken meiner Kapitelentwürfe angeregt und auf diese Weise zur Weiterentwicklung des Inhalts beigetragen haben. Mein ganz besonderer Dank geht an Jeanette, Beate, Daniela, Hilde, Rüdiger, Natale, Peter und Johannes, Werner und denen, die sich für die Fotos zur Verfügung gestellt haben, außerdem Herrn Dipl. Psychologe W. Timm (Carl-Huter-Archiv), für seine Beratung.

Manfred Müller

Rezension zur Neuauflage

Dem Autor Manfred Müller ist es mit diesem Buch bereits schon in der ersten Auflage gelungen, eine klaffende Lücke in der physiognomischen Literatur zu schließen. Die Palette von Werken diesen Changres ist zwar groß, aber zum einen ohne wirklich fachliche Relevanz und zum anderen so umfangreich, dass es nur für den Fachmann und Berufsphysiognomen verständlich und verwendbar ist.

Das große Verdienst von Manfred Müller besteht nun darin, ein Kompendium vorzubringen, das die ganze fachliche Tiefe eines Carl Huters, dem »Papst« der Physiognomie, hat. Es wird jedoch in Bild und Schrift so prägnant und konzentriert dargestellt, dass sowohl der Neueinsteiger als auch der Fortgeschrittene ein hervorragendes Handwerkzeug für die tägliche Praxis in den Händen hält.

Durch das Werk von Manfred Müller kann entschieden mitgeholfen werden, das nahezu unüberschaubare Wissensgut eines C. Huters dem Menschen der Neuzeit nahezubringen.

An dieser Stelle möchte ich dem Autor danken, die von mir entworfene Psychodontie, sozusagen die Physiognomie der Zähne – in der Neuauflage – neben der Farbpunktur von P. Mandel – mit aufgenommen zu haben, denn nicht nur Gesichter, sondern auch Zähne sprechen durch ihre Form, Farbe und Stellung eine beredte Sprache, die es zu interpretieren gilt.

Dr. phil. Dr. med. dent. Johannes Edelmann, Baden-Baden
ganzheitlicher Zahnarzt
Inaugurator der 3-D-Signaturlehre und Psychodontie

1 Die Zelle und ihre Kräfte

Jeder lebende Organismus, also auch der Mensch, ist aus Zellen aufgebaut. Daher ist die Zelle das Lebensgrundorgan – auch die Verbindung der Seele zum körperlich Sichtbaren. Deshalb kann man sagen: Ohne Zellkenntnis keine Menschenkenntnis und damit auch kein komplettes Erfassen der Pathophysiognomik, also nur Zeichendeuterei.

Lebensgrundorgan Zelle

An dieser Nahtstelle zwischen materiellem Leben (Körper) und immateriellem Leben (Seele) – wenn nach den neuesten Erkenntnissen der Physik und anderer wissenschaftlicher Disziplinen überhaupt solch eine Trennung möglich ist – wird auch Krankheit zuerst sichtbar und spürbar; dies zeigt sich dann im Gesicht, an Augen und Körper, Haut, Mimik, Körpersprache.

Die lebende Zelle mit den darin wirkenden Kräften und deren Lagerung, Ordnung und Richtung in vereinfachter schematischer Darstellung.

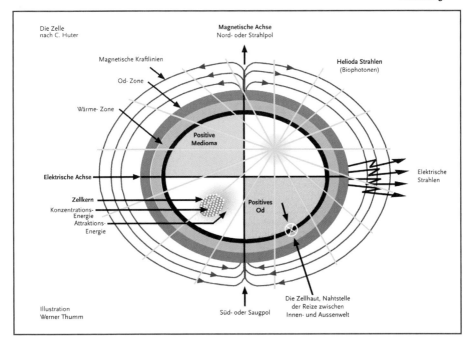

Die Zelle nach C. Huter

Magnetische Achse
Nord- oder Strahlpol

Magnetische Kraftlinien

Helioda Strahlen
(Biophotonen)

Od- Zone

Wärme- Zone

Positive Medioma

Elektrische Achse

Elektrische Strahlen

Zellkern
Konzentrations- Energie
Attraktions- Energie

Positives Od

Illustration Werner Thumm

Süd- oder Saugpol

Die Zellhaut, Nahtstelle der Reize zwischen Innen- und Aussenwelt

Die Abbildung zu dieser Thematik zeigt die lebende Zelle gemäß den Forschungen von Carl Huter (um 1900). Seine Erkenntnisse werden heute von Dr. Albert Popp in seinem wissenschaftlichen Werk »Biologie des Lichts« voll bestätigt und dahingehend erweitert, daß man über die Intensität der Biophotonen-Abstrahlung der menschlichen Zellen Gesundheit und Krankheit messen kann. Popp konnte die Entdeckung von Huter nachvollziehen, daß jede Zelle Licht abstrahlt (Biophotonen). Huter nannte diese Strahlung »Helioda« Die wissenschaftliche Bestätigung dieser ultraschwachen Zellstrahlung wird in naher Zukunft zu einigen revolutionären Behandlungsweisen führen, die heute schon in Peter Mandels Institut in Bruchsal angewendet werden.

Die Energien in der Zelle und damit im Menschen

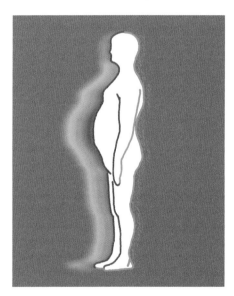
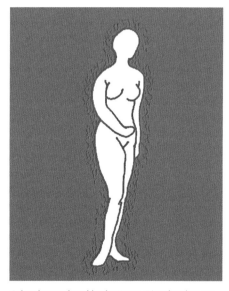

Od wurde von Carl Freiherr von Reichenbach (1788 – 1869) entdeckt. Es handelt sich um eine feinstoffliche Substanz (im Bild rot), die das ganze Zellplasma durchdringt und den Stoffwechsel reguliert. Es bildet im Körper die weichplastischen runden Formen. Im seelischen Bereich ist es für Kontaktfreudigkeit und Empfindsamkeit, im geistigen Bereich für Freude am Schützen, Bewahren, Ökonomischen verantwortlich. Medioma im Bild grün (Hartod), ist ein von Huter geprägter Begriff. Medioma bildet auf der körperlichen Ebene die hartplastischen Formen z.B. auf der Rückseite des Körpers, im seelischen Bereich Härte und Unempfindlichkeit, auf der geistigen Ebene reale Wirtschaftlichkeit und harte Dauerenergie.

Gebundene und strahlende Wärme. Die gebundene Wärme bewirkt auf der körperlichen Ebene eine kompakte Gewebestruktur, auf der seelischen ein kühleres Kontaktverhalten, auf der geistigen Freude an Sachlichkeit und Prägnanz. Die strahlende Wärme führt auf der körperlichen Ebene zu einer offenen Gewebestruktur, auf der seelischen zu einem kontaktfreudigen Verhalten, auf der geistigen zu Freude an kommunikativem, kooperativem Sozialverhalten.

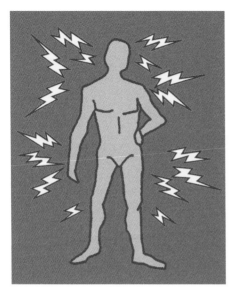 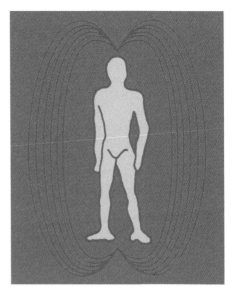

Abb. links: *Elektrizität (physiologisch) wirkt auf der Körperebene in Zellteilungsprozessen und bildet Breitformen im gesamten Körperbereich, auf der seelischen Ebene führt sie zur Auseinandersetzung mit sozialen Prozessen; dies bringt Unruhe, und kann Klärung bringen. Auf geistiger Ebene wird die kritische Haltung verstärkt.*

Abb. rechts: *Der physiologische Magnetismus bildet die Richt- oder Längsachse der Körper. In der Zelle tritt er am Nord- oder Strahlpol über den Zellkörper hinaus, umgibt ihn mit magnetischen Kraft-Spannungs-Linien und gelangt am Süd- oder Saugpol wieder in den Körper. Der Magnetismus bildet auf der körperlichen Ebene die Langformen z.B. Bewegungs- naturell, fördert das Höhenwachstum und verleiht auf der seelischen Ebene Spannkraft, Festigkeit und Dominanz, stärkt ferner das eigene Ich und fördert auf der geistigen Ebene die Neigung zu sachlichem Erfassen der Gegebenheiten. Der Magnetismus wirkt wie ein schützender Mantel um den Körper und die Zelle. Er bringt aber gleichzeitig die beiden in einen Kräfteaustausch mit der Umwelt. Der Magnetismus verkörpert das egoistische Prinzip, ist selbsterhaltende Schutz- und Spannkraft, stärkt und erhält die Individualität. Beide haben das Bestreben aufzurichten, wie sich z.B. Eisenspäne senkrecht stellen, wenn man einen Magnet unter sie hält. (Vielleicht erinnern Sie sich an die Experimente, die im Physik- unterricht durchgeführt wurden.)*

Die im menschlichen Körper vorkommenden Energien wie Helioda, Od, Medioma, Elektrizität, gebundene und strahlende Wärme sowie physiologischer Magnetismus (siehe auch die Bildunterschriften) sind immens wichtig; bei Gesundheit und Krankheit gilt es, sie zu beachten und zu stärken. In den folgenden vier Tabellen sind die ein- zelnen Energien nach ihren Funktionen aufgelistet. Vor allem bei Kindern kann über die Kenntnis der für das Naturell spezifischen Energien viel leichter ein Ausgleich geschaffen und damit die Ge- sundheit des Kindes unterstützt werden.

Od, Medioma

Versuchen Sie, an sich selbst diese Energien zu stärken! Es wird sich Heilung wieder wesentlich schneller einstellen, und zwar auf allen Ebenen Ihres Lebens – körperlich, seelisch und geistig.

Energien und ihre Auswirkungen

	Symbol	Wirkung als Grundenergie
1. Konzentrationsenergie		Verdichtend wirkende Kraft
2. Attraktionsenergie		Von innen wirkende Anziehungskraft
3. Physiologischer Magnetismus		Umhüllende Spannungsenergie
4. Physiologische Elektrizität		Trennungs- und Veränderungskraft
5. Gebundene Wärme		Spezifische Innenwärme
6. Strahlende Wärme		Periphere Wärmestrahlung des lebenden Organismus
7. Od		Chemisch-physiologische Lösungsenergie; sympathisiert mit Helioda
8. Medioma		Chemisch-physiologische Verdichtungsenergie; sympathisiert mit Magnetismus
9. Helioda		Geistig-schöpferisches Formbildungselement
a) negativ, d.h. aufnehmende Helioda		Von außen nach innen aufnehmende, empfindende Kraft
b) positiv, d.h. strahlende Helioda		Von innen nach außen strahlende, schöpferische Kraft

C. Huter

Energien und ihre Auswirkungen

	Körperlich	Fühlen	Denken und Handeln
1. Konzentrationsenergie	Verdichtet die Formen	Zentrierend	Konzentrierend, straffend, zusammenfassend
2. Attraktionsenergie	Bildet gespannte Formen. Intensiver Ausdruck	Anziehend sammelnd	Anziehend, fixierend, zwingend
3. Physiologischer Magnetismus	Bildet lange Formen. Fördert Höhenwachstum. Gibt Spannkraft	Dominierend, richtungsweisend, autoritativ	Organisierend, beeinflussend, richtungsweisend
4. Physiologische Elektrizität	Bildet breite Formen. Bewirkt unruhige Spannung	Unruhig, drängend, zerstreuend	Kritisierend, verändernd, zergliedernd
5. Gebundene Wärme	Bildet geschlossene Gewebestrukturen. Verhindert Transpiration	Verschließend, distanzierend, absondernd	Verschließend, versachlichend
6. Strahlende Wärme	Bildet offene Gewebestrukturen. Fördert Transpiration	Lockernd, öffnend	Verbindend, lockernd, vermittelnd
7. Od	Bildet rundfüllige, weiche Formen	Umschließend, weich fühlend, zerfließend	Zerfließend, mildernd, lockernd
8. Medioma	Bildet rundfüllige, pralle Formen	Festigend, hart fühlend	Machtstrebend, präsentierend, unterdrückend
9. Helioda	Bildet feine, differenzierte Formen	Empfindend, fühlend	Vergeistigend
a) negativ, d.h. aufnehmende Helioda	Bildet feine, differenzierende weiche Formen	Intuitiv, mitfühlend	Verinnerlichend, vergeistigend
b) positiv, d.h. strahlende Helioda	Bildet feine, strahlende, ausdrucksstarke Formen	Öffnend, freudig aktiv	Kreativ, fein anregend, vertiefend

Verstärkung der Energien

	Körperlich	Fühlen	Denken und Handeln
1. Konzentrationsenergie	Haltungs- und Atmungstechnik. Getreidenahrung	Konzentrations-übungen, z.B. Yoga, Sport	Konzentrations-übungen z.B. Schach
2. Attraktionsenergie	Getreidenahrung, Rohkost	Suggestion	Zwingen, beherrschen
3. Physiologischer Magnetismus	Fußtätigkeit. Abhärten. Reisen. Leistungssport	Willens- und Diszplin-übungen	Organisieren, planen. Hart und zielbewußt handeln
4. Physiologische Elektrizität	Arm- und Schultertätigkeit. Fleischnahrung, Spirituosen	Emotionelle Reaktion. Opposition. Negieren	Widerborstigkeit. Überkritisch, zynisch, sarkastisch
5. Gebundene Wärme	Sonne, Wasser, Licht meiden	Zurückziehen, Abkapseln, Verschließen	Trockene Fachliteratur, Statistiken, Fakten-Denken
6. Strahlende Wärme	Sonne, Wasser, Luft anwenden. Stoffwechsel anregen	Geselligkeit. Lockern	Humor, Kreativität. Kontakte
7. Od	Ruhe Gemüt-liches Essen Trinken. Schwimmen	Kinder betreuen. Plaudern. Lachen	Erzählen. Humor, Schauspielen. Kreativität
8. Medioma	Kraftsport. Derbe Nahrung, Alkoholgenuß. Leistungs-schwimmen	Derbe Geselligkeit Gefühlshärte	Selbstsucht. Machtwillen. Rücksichtslosigkeit
9. Helioda	Verfeinern der Sinnesorgane	Fühlen	Vernuft-Denken
a) negativ, d.h. aufnehmende Helioda	Meditation. Naturbelassene Nahrung, Obst, Beeren. Feine Körpertätigkeit	Vertiefen des Fühlens. Aufnehmen. Meditation	Helfen. Anteilnehmen. E-Musik hören
b) positiv, d.h. strahlende Helioda	Naturbelassene Nahrung, Obst, Beeren	E-Musik ausüben. Meditation	Philosophisches, ethisches, religiöses Denken. Kreativität

Verminderung der Energien

	Körperlich	Fühlen	Denken und Handeln
1. Konzentrationsenergie	Lockerung, Entspannung, Wasser-behandlung	Lockere Unterhaltung, sich gehen lassen	Lockere Diskussionen, Humor
2. Attraktionsenergie	Wärmebehand-lung, weiche Speisen	Sich öffnen, sich gehen lassen	Zuhören, leichte Lektüre
3. Physiologischer Magnetismus	Ruhe, Schlaf, gekochte Speisen, lockere Be-wegungen	Zerstreuung, leichte Musik, lockere Unter-haltung	Sich einordnen, nicht werten, sich öffnen
4. Physiologische Elektrizität	Konzentrierte Körperarbeit, vegetarische Nahrung, Yoga	Gleichmut, Gelassenheit	Verinnerlichen, Meditation, Planmäßigkeit
5. Gebundene Wärme	Wärme- und Kältereize, Sonne, Wasser, Luft	Gesellschaft, Musik und Tanz. Sport und Musik in Gruppen	Kinder pflegen. Humor. Erzählen. Theater spielen
6. Strahlende Wärme	Wasser, Sonne, Licht meiden. Yoga	Einsamkeit, sich distanzieren	Konzentration
7. Od	Körperliche Arbeit. Wenig warme/flüssige Nahrung. Sport	Willens-anspannung, Disziplin	Fakten suchen, sich Termine geben, Ziele setzen
8. Medioma	Sonne, Licht, Wasser. Leichte Speisen	Weiche Gefühle, Anteilnahme, Du-Denken, Beten	Flexibilität. Locker. Sich öffnen
9. Helioda	Harte Körper-arbeit, schwere Nahrung.	Roheit	Rohe, dumpfe Arbeit. Monotonie
a) negativ, d.h. aufnehmende Helioda	Leistungssport. Schwere Nahrung, harte Körperarbeit	Brutalitäten. Äußerlichkeiten.	Gewalt, Härte. Stumpfer Konsum
b) positiv, d.h. strahlende Helioda	Harte Körper-arbeit, schwere Nahrung	Tragik. Äußerlichkeit	Gewalt. Indifferenz

2 Die Keimblätter

Die anatomische Grundlage für die Hutersche Naturell-Typenlehre

Keimblatt-lehre Für die gesamte Therapie des Menschen ist die Keimblattlehre meiner Ansicht nach eine der wichtigsten Grundlagen, die gegenwärtig noch viel zu wenig Beachtung bei Ärzten und Heilpraktikern findet. In der Esogetischen Medizin (nach Peter Mandel) werden die Keimblätter über die Keimblattlinien mit Farbpunktur grundsätzlich behandelt. Denn zum Zeitpunkt der Entwicklung der Keimblätter wird dort die Konstitution des Menschen begründet, d.h. es werden die Grundlagen für seine Stärken und Schwächen gelegt. Schon kurze Zeit nach der Befruchtung des menschlichen Eies bildet sich infolge **Blastula** der Zellvermehrung die sog. Keimblase oder Blastula, eine durch Absonderung von Flüssigkeit innen hohle Zellanhäufung, aus der durch Einstülpung nach innen drei Keimblätter hervorgehen.

Die drei Keimblätter

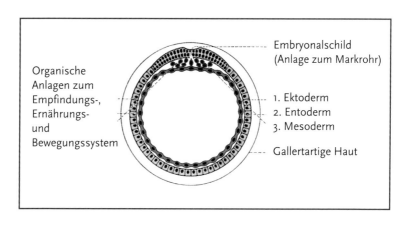

Organische Anlagen zum Empfindungs-, Ernährungs- und Bewegungssystem

Embryonalschild (Anlage zum Markrohr)

1. Ektoderm
2. Entoderm
3. Mesoderm

Gallertartige Haut

Die Entstehung der Keimblätter

■ In der 1. *Entwicklungswoche* bildet sich das *Ektoderm*, d.h. es entstehen das Empfindungssystem, Haut, Hautanhangsgebilde, die Anfangs- und Endteile des Verdauungssystems, das gesamte Nervensystem, die Milchdrüsen, der Zahnschmelz und die Hypophyse.
■ In der 2. *Entwicklungswoche* bildet sich das *Entoderm*, d.h. es entstehen die Organe des Ernährungssystems, der Verdauungsapparat mit Magen, Darm, Bauchspeicheldrüse, Leber, Schilddrüse, Nebenschilddrüse, Thymus, Mandeln, Kehlkopf, Mittelohr, Atmungsapparat, Harnblase und Harnröhre.
■ In der 3. *Entwicklungswoche* bildet sich das *Mesoderm*, d.h. es entstehen der Bewegungsapparat, das Bindegewebe, die quergestreifte Muskulatur (Herz) und die glatte Muskulatur, Blut- und Lymphzellen, Nieren, Nebennieren, Milz und Keimdrüsen.

Das Mesoderm entsteht ganz aus dem Ektoderm; Kopf und Schädel wurzeln direkt im Ektoderm. Kiefer und Schädel werden aber trotzdem nicht zum Empfindungssystem gezählt.

Im Mutterleib ist das Ektodermsystem als einziges von Anfang an sehr aktiv. Dies bedeutet, daß das Kind in den ersten Monaten der Schwangerschaft bereits sehr lebhafte Sinneseindrücke erhält, also schon von Anfang an das, was die Mutter fühlt, miterlebt. Bei der Reinkarnationslehre (Rückführungen) wurde dies schon viele Male bewiesen (Dethlefsen und Dahlke, Mandel u.a.).

Frühe Sinneseindrücke

Aus den drei Keimblättern entwickeln sich die drei primären Grundformtypen – je nachdem, welches der drei Keimblätter sich stärker entwickelt.

ENTODERM   primäres Ernährungsnaturell   ●

MESODERM   primäres Bewegungsnaturell   ●

EKTODERM   primäres Empfindungsnaturell   ●

Die Hutersche Naturell-Lehre findet sich in den Arbeiten von bekannten Wissenschaftlern wieder, wie Prof. Dr. med. Ernst Kretschmer (Körperbautypen) und dem US-Amerikaner Prof. Dr. med. W. H. Sheldon, der seine drei Grundtypen Ento-, Meso- und Ektomorphe nennt. Sheldon erhielt für diese Arbeit den Rockefeller-Preis.

Der Bau des menschlichen Körpers mit dem Ernährungs-, Bewegungs- und Empfindungssystem (die drei Keimblatt-Typen).

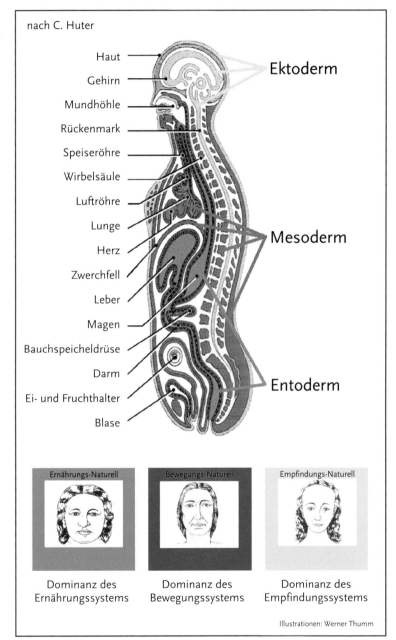

nach C. Huter

Haut — **Ektoderm**
Gehirn
Mundhöhle
Rückenmark
Speiseröhre
Wirbelsäule
Luftröhre
Lunge — **Mesoderm**
Herz
Zwerchfell
Leber
Magen
Bauchspeicheldrüse
Darm — **Entoderm**
Ei- und Fruchthalter
Blase

Ernährungs-Naturell	Bewegungs-Naturell	Empfindungs-Naturell
Dominanz des Ernährungssystems	Dominanz des Bewegungssystems	Dominanz des Empfindungssystems

Illustrationen: Werner Thumm

Ferner ist es der Franzose Dr. Martiny, der ebenfalls drei Grundtypen des Körperbaus lehrt; er spricht von Ento-, Meso- und Ektoblastikern. Diese Entdeckungen wurden aber etliche Jahrzehnte nach Carl Huter gemacht, ohne daß er in diesem Zusammenhang erwähnt wurde.

Ich hatte während meiner Ausbildung einen Dozenten, der Schüler von Prof. Kretschmer war. Er hat mir bestätigt, daß er oft dabei war, als Kretschmer das Hauptwerk von Huter verwendete, um die Grundlagen für seine Untersuchungen an Patienten zu überprüfen oder zu ergänzen. Trotzdem hat Kretschmer in seinen Büchern und Schriften Huter nie erwähnt.

Die von Huter als erstem für die Physiognomik und seine Grundlagen der Menschenkenntnis verwendete Keimblattlehre wird meiner Ansicht nach künftig viel mehr Beachtung bei der Behandlung von Krankheiten finden müssen. In der Esogetischen Medizin nach Peter Mandel ist sie heute eine wichtige Grundlage. Sie wird in der Grundbehandlung mit Farbpunktur sehr erfolgreich eingesetzt.

3 Die Naturelle

Die Basis für die Hutersche Krankenphysiognomik bildet seine Naturell-Typenlehre.

Huter und Ferronato sind beide unabhängig voneinander durch Beobachtung auf die Phänomene der Veränderungen im Gesicht gestoßen. Die Psycho-Physiognomik hat Ferronato angespornt, doch blieb er stets beim Gesicht des kranken Menschen. In einigen Zonen unterscheidet sich Ferronato von Huter. Ferronato hat diese Zeichen eindeutiger beschrieben und auch untersucht und darauf seine Pathophysiognomik aufgebaut.

Die drei Grundnaturelle nach Huter, die den drei Keimblättern entsprechen.

Ferronato wurde durch seine Mutter schon sehr früh in die Pathologie eingeführt.

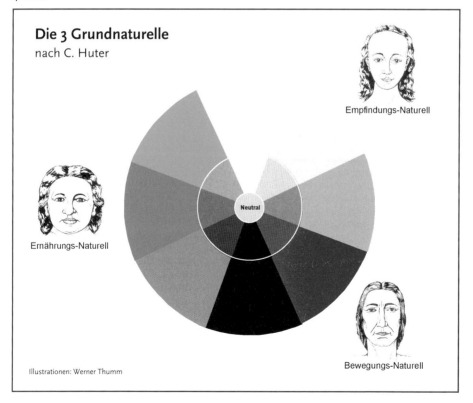

Die 3 Grundnaturelle
nach C. Huter

Empfindungs-Naturell

Ernährungs-Naturell

Neutral

Bewegungs-Naturell

Illustrationen: Werner Thumm

Bevor Sie, liebe Leser, in die visuelle Diagnostik einsteigen, sollten Sie noch einige grundlegende Dinge über die einzelnen Naturelle und ihre Lebensweise und damit die Tendenz zu Krankheit und Gesundheit erfahren. Deshalb folgt nun eine kurze Beschreibung des äußeren Formtypus der einzelnen Naturelle, also ihrer Veranlagung, Lebensweise und typischen Reaktionsfähigkeit, somit der Voraussetzungen zu einer individuellen Therapie.

Die Zeichnungen wurden bewußt so differenziert ausgeführt, damit der Leser die einzelnen Naturelle besser erkennen kann. Solche ausgeprägten Typen, wie z.B. das des Bewegungsnaturells, sind heute im mitteleuropäischen Raum nicht mehr so häufig anzutreffen.

Ich finde es sehr schade, daß aus urheberrechtlichen Gründen, es nicht möglich ist die Originalfassung nach Amandus Kupfer, (dem Schüler Carl Huters, der sein Werk weiterführte und somit vor dem Vergessen bewahrt hatte) zu bringen. Ich werde daher nach meinen Erfahrungen die einzelnen Naturelle beschreiben.

Ernährung ●   Empfindung ◔   Bewegung ●
Verdauungsorgane   Haut, Nerven, Gehirn   Knochengerüst, Herz

Das primäre Ernährungsnaturell   ●

1. Struktur des Körpers

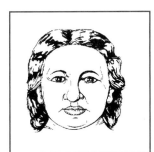

Das primäre Ernährungsnaturell

Beim Ernährungsnaturell ist das vorherrschende Keimblatt das ENTODERM, dies ist zuständig für den Bereich der Verdauungsorgane und der Lunge unserem wichtigsten Ernährungsorgan, denn ca. 7 Minuten ohne Sauerstoff ist in vielen Fällen das Leben zu Ende. Daher sind die in der Zelle schon aufgezeigten Energien physiologische Elektrizität, Od und Medioma stärker ausgeprägt und damit auch wirksam. Die körperlichen Ausprägungen sind dementsprechend breit rund und gut ausgeprägt. Das Naturell hat einen größeren Leibesumfang, als Umfang der Brust. Die Haut hat eine leicht bläuliche Verfärbung, die man bei diesem Naturell als gesund bezeichnen kann.

2. Gesundheitliche Basis

Die Fülle des Körpers ist bei diesem Naturell nicht krankhaft. Es fühlt sich gesund und wohl mit der Fülle des Körpers und können sich ganz gut bewegen, es wird daher, z.b. beim Wandern eine sehr gute Ausdauer erreicht, was diesem Naturell nicht immer zugetraut wird.

3. Struktur der Seele und Möglichkeiten der Behandlung

Diese Menschen leben mehr im realen Bereich und richten ihr Augenmerk in der Hauptsache auf nützliches und Praktisches im Leben. Sie setzen ihre Lebenskraft sehr ökonomisch ein und können sehr konservativ sein. Ihre Seele sollte in einer einfachen, deutlichen und klaren Sprache angesprochen werden. Sie sind nach außen hin manchesmal sehr kühl, mit der Tendenz zur Gleichgültigkeit und einer guten Portion Egoismus. In Krankheitsmomenten brauchen sie sehr viel Zuspruch. Dabei haben sie oft das Gefühl zu kurz zu kommen.

4. Typische Lebensart

Bei diesem Naturell wird die Bewegung oft vernachlässigt, dies fördert natürlich die Fülle, die dann noch unterstützt wird durch eine gute Hausmannskost, es dürfen keine schwer verdaulichen Speisen sein, da diese zu Problemen im Verdauungsbereich führen können. Außerdem wird des öfteren zu viel an Flüssigkeit zu sich genommen.

5. Fehlverhalten gegenüber dem Naturell

Diese Menschen kann man, wenn sie sich gesund und wohl fühlen, nicht als zu dick bezeichnen, denn sie sind in der Lage einfach aus der Nahrung mehr herauszuholen als die anderen Naturelle. Was nicht empfehlenswert ist sie auf reduzierte Kost zu setzen und sie zu starken Bewegungen, (z.B. Fußball spielen, Lauf usw.) zu zwingen. Im Bereich der Arznei, möchten sie für ihr Geld eine bodenständige Medizin erhalten. Operationen am Gewebe sollten so weit als möglich vermieden werden, da das Gewebe des Naturells nicht so schnell heilen kann, da es von vielen Gefäßen durchzogen ist.

6. Ursprung der Energie

Diese wird erreicht und erhalten durch größere Mengen an Nahrung und viel Ruhe, aber nicht so ausgeprägter Aktivität bei körperlicher Arbeit und geistiger Tätigkeit.

7. Zu welchen Krankheiten wird tendiert

Bedingt durch die meistens zu wenig ausgeübte Bewegung, größere Nahrungsmengen neigt dieses Naturell zum Fettansatz, dadurch kann auch der Herz-Lungenkreislauf und die Atemtätigkeit negativ beeinflußt werden, dies kann dann zu Atembeschwerden und Asthma führen. Stoffwechselkrankheiten in allen Formen, ebenso Gicht. Dies ergibt natürlich eine größere Gefährdung in akuten Krankheitszuständen.

8. Behandlungsmöglichkeiten

Sie sprechen gut auf die Kuren nach Pfarrer Kneipp an, verbunden mit ihnen gerechten Bewegungsübungen oder Farbpunktur, Bäder, Massagen, Musik, Schüssler Salze, Meditation, Alkohol sollte bei Krankheit soweit als möglich vermieden werden. Chemische Mittel sollten auch hier nur in Notfällen eingesetzt werden. Was sich auch noch gut auswirkt sind magnetische Heilbehandlungen nach Messmer.

9. Aussichten

Dieses Naturell wird normalerweise nicht zu oft krank, da sie über lange Zeit die Krankheitsstoffe ansammeln. Diese können aber wie oben schon angeführt durch regelmäßige Kneippkuren, Kräutertees und angepasster Nahrung ausgeleitet werden. Bei akuter Erkrankung muß es achtsamer sein, da diese schwieriger zu heilen sind.

Das primäre Bewegungsnaturell   ●

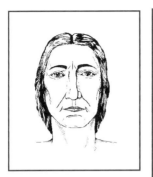

1. Struktur des Körpers

Die Struktur und der Bau des Körpers dieses Naturells ist von einem starken Knochenbau und kräftigen Muskeln geprägt. Im Gegensatz zum Ernährungsnaturell hat dieses Naturell einen starken Brustumfang, wogegen der Leibesumfang wesentlich kleiner ist. In diesem Körper herrscht die Elektrizität und ein starker Magnetismus vor (siehe Beschreibung der Zelle). Das Gesicht ist knochig und markant ausgeprägt. Das Gewebe ist fest bis hart. Der Schädel hat die typische Kastenform. Der Unterkiefer und das Kinn ist kräftig bis kantig ausgebildet. Die Haut weist die typische rötliche Färbung auf.

2. Gesundheitliche Basis

Die Grundzüge dieses Naturells sind hagere bis magere Typen, wobei dies ganz und gar als gesund gelten kann. Wird im Gegensatz dieses Naturell zu dick, meistens zeigt sich das dann im Bauchbereich so entspricht dies nicht dem Naturell und es kann hierdurch zu stärkeren gesundheitlichen Störungen kommen, die sogar ein früheres Lebensende mit einschließen kann.

3. Struktur der Seele und ihre Behandlung

Dieses Naturell zeichnet eine unwahrscheinlich starke Willenskraft aus, (die stärkste von allen Naturellen) oft verbunden mit einer gewissen Kälte im Gemüt, eine Arroganz und Härte den Mitmenschen gegenüber. Er neigt mehr zur Äußerlichkeit. Bei seiner Arbeit geht er sehr tatkräftig und praktisch vor und kann diese sehr nüchtern ausführen. Durch seinen starken physiologischen Magnetismus kann er sehr dominant und suggestiv vorgehen.

Dieses Naturell kann mit Magnetismus, Hypnose, diese sollte aber nur von sehr verantwortungsbewußten Therapeuten durchgeführt werden, mit Erfolg behandelt werden. Bei der Behandlung, muß eine gewisse Strenge und Disziplin eingesetzt werden, die keine Weich-heit duldet. Gute Erfolge werden erzielt bei viel Bewegung in freier Natur, die Bewegung darf ruhig eine gewisse Anstrengung mit be-inhalten, die den Willen des Naturells herausfordert und damit der Heilung dient. Das Naturell sollte nicht zu stark eingeengt werden, sonst entsteht zu starker Wiederstand gegen die Behandlung, sonst wird sie nicht erfolgreich sein.

4. Typische Lebensart

Das Bewegungsnaturell liebt Wind und Wetter in allen Variationen, ebenso Strapazen, nach dem Motto was nicht tötet, härtet ab, unter diesen Bedingungen fühlen sie sich am wohlsten. Leider kommt die Ruhe und die Ernährung (die sehr einfach sein kann) des öfteren zu kurz. Wichtig ist die starke Bewegung im Freien.

5. Fehlverhalten gegenüber dem Naturell

Für dieses Naturell ist es von größter Wichtigkeit nicht mit Ruhe und der Ernährungsform des Ernährungsnaturells zu behandeln, dadurch werden diese Naturelle krank, daher ist es von grund-legender Bedeutung, daß sie nicht dick werden. Angebracht ist wie schon oben erwähnt, daß diese Naturelle nicht in engen Räu-men arbeiten müssen, dadurch werden sie unzufrieden und mür-risch. Anstrengende geistige Arbeiten sind auch nicht ihr Ideal. Die Arbeit sollte mit viel Bewegung verbunden sein und raum-greifend sein.

Wenn die Behandlung zu weich ist, ist sie nicht von Erfolg ge-krönt, wie zum Beispiel zu feine Heilmittel und Methoden, wie zum Beispiel Luftkuren.

6. Ursprung der Energie

Der Ursprung seiner Energie ist in einer einfachen und manchmal einseitigen Nahrung, wenig geistiger Arbeit, aber mit viel Bewegung und körperlich starker Belastung, zu suchen. Zu der erwähnten Form der Arbeit, ist er aber immer noch sportlich tätig. Z.B. tägliches Lau-fen egal bei welchem Wetter auch immer.

7. Zu welchen Krankheiten wird tendiert

Wie oben schon erwähnt nimmt dieses Naturell wenig Rücksicht auf Ruhe, regelmäßiges Essen und Trinken. Es überlastet den gesamten Bewegungsapparat, das Muskelgewebe, die Knochen, das Herz und damit die Gefäße zu stark. Die Gelenke werden zu stark gefordert, es entsteht Rheumatismus in den Gelenken und Muskeln. Bedingt durch die erwähnten Vernachlässigungen, wie Essen und Trinken, Ruhe und Schlaf, magern sie sehr schnell ab.

8. Behandlungsmöglichbkeiten

Eine gute Form der Behandlung, z.B. liegt in einer Schrothkur, entwickelt durch den österreichischen Landwirt J. Schroth. Sie besteht in reichlicher Bewegung, verbunden mit einigen Dursttagen, begleitet durch feuchte Ganzheitspackungen, die eine rege Hauttätigkeit aktivieren und damit die Giftstoffe im Gewebe und den Organen schneller ausscheiden helfen. Eine weitere Methode wäre die Makrobiotik. Ist dieses Naturell chronisch krank, so helfen auch allopathische Mittel, die hier ohne schädliche Wirkung gegeben werden können, wenn sie nicht durch Daueranwendung ihre Wirkung auf den Organismus verloren haben. Zur Heilung trägt alles was mit starker Bewegung zu tun hat, wie kräftig Wasseranwendung, Massagen, Dampfbäder, Turnen, Jogging, kurze Wärme- und Kältereize, ebenso Wasser, Luft, Licht und Sonne, bei.

9. Aussichten

Der sehr kräftige und durch eine zähe Lebensenergie sich auszeichnende Typus kann dadurch viel leichter einen chirurgischen Eingriff überstehen. Bedingt durch die kühle seelische Grundausrichtung können seelische Erschütterungen viel schneller überwunden werden.

Erkältungskrankheiten und akute Stoffwechselkrankheiten werden bedingt durch den starken Stoffwechsel schnell ausgestanden, die sind beim Bewegungsnaturell aber seltener anzutreffen.

Das primäre Empfindungsnaturell ●

1. Struktur des Körpers

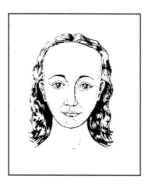

*Das primäre
Empfindungs-
naturell*

Dieses Naturell zeichnet sich durch einen kleinen, zierlichen und schlanken
Körper aus. Es besitzt eine starke Kraft
im Nervensystem und im Gehirn, damit verbunden feine Sinnesorgane und
eine empfindsame Haut. Der Körper
ist nicht mit einer robusten Kraft aus-
gestattet, seine Stärke tritt in Denk-
und Empfindungsbereich zu Tage.
Dies zeigt auch die Form des Kopfes, es ist die auf den Kopf
gestellt Eiform. Dies zeigt eine ausgeprägte Stirn und ein feines
bis zartes Kinn. Oberhalb des Augendurchmessers liegt mehr
Gesichtsmasse als unterhalb. Die Augen sind sehr groß, leuchtend
und ausdrucksvoll. Das ganze Gesicht ist von einer feinen Modu-
lation geprägt. Das Hautgewebe ist mit einer feinen Strahlung
durchwirkt. Der Teint ist blass bis gelblich durchstrahlt, dies zeigt
aber bei diesem Naturell Gesundheit an. Die Haare sind sehr
weich und dünn und sind leicht gewellt.

2. Gesundheitliche Basis

Die hervorstehenden Merkmale dieses Naturells werden von vielen
die sich der Bedeutung der Naturelllehre nicht bewußt sind, als
schwach und kränklich bezeichnet. Diese Sichtweise ist aber voll-
kommen falsch. Die fein und blasse Hautfarbe und die zarte Konstitution des Körperbaues ist aber beim Empfindungsnaturell mit
guter Gesundheit gleich zu setzen. Es ist auch kein Anlaß zur Be-
sorgnis.

3. Struktur der Seele und ihre Behandlung

Dieses Naturell hat in seiner Grundkonzeption eine ideelle Denkrich-
tung, ist sehr an geistiger Arbeit, Kultur, Kunst, Musik, Wissenschaft
und Religion, in allen Variationen, interessiert. Auf diesen Gebieten
kann es erstaunliches leisten. Es tendiert zu einer verfeinerten Le-
bensart, es ist auch talentiert für feine gewerbliche Arbeiten, z.B.

Goldschmiede usw. In seiner Tätigkeit ist es sehr empfindsam und ist in seinen Ideen sehr vielseitig. Die Tatkraft dieses Naturells ist nicht so stark ausgeprägt, wie des Bewegungsnaturells.

Erfolg bei der Behandlung erreicht man mit einer freundlichen Umgebung, viel Licht und Liebe, Helioda n. C. Huter (die aber auch bei allen anderen Naturellen ihre Heilwirkung nicht verleugnen läßt.) Ist das Naturell ethisch sehr weit, dann beeinflußt es seine Umgebung zum Positiven. Unter den oben aufgeführten Möglichkeiten gesundet dieses Naturell schnell und grundlegend.

4. Typische Lebensart

Schlechte Witterung in Form von Kälte und Feuchte ertragen sie nicht so gut. Das Naturell benötigt viel Wärme, Sonne, schöne helle Wohnräume. Unter diesen Naturellen finden wir viele Vegetarier und Abstinenz. Bevorzugt werden süße, abwechslungsreiche Speisen, ebenso reifes und süßes Obst, aber nicht in großen Mengen.

5. Fehlverhalten gegenüber dem Naturell

Dieses Naturell darf auf keinen Fall mit zu vielem Essen und Trinken und eiweißreicher Kost belastet werden. Ferner dürfen sie von der, ihnen gemäßen, geistigen Beweglichkeit nicht abgehalten werden, sonst werden sie melancholisch, krank und können keine Leistung mehr bringen. Zu starke Medikamentengaben sind zu vermeiden, da dies beim Empfindungsnaturell zu relativ starken Nach- und Nebenwirkungen führt. Bedingt durch das feine Gewebe des Naturells wird dagegen kein großer Widerstand entgegengebracht. Unter diesem Gesichtspunkt ist auch die sensible Reaktion des Körpers auf, auch sehr schwache Reize zu beachten. Behandlungsmethoden die z.B. beim Bewegungsnaturell noch keine Reaktionen auslösen, können beim Empfindungsnaturell extrem starke Reaktionen hervorrufen. Die immer leicht blasse bis gelbliche Verfärbung des Gewebes ist beim Empfindungsnaturell nicht als krankhaft zu bezeichnen.

6. Ursprung der Energie

Dieses Naturell holt seine Energie aus der mäßigen aber feinen Nahrung und einer leichten körperlichen Betätigung, dagegen aber aus einer stark intuitiv geprägten geistigen Tätigkeit (Yoga, Musikmeditation u.ä.).

7. Zu welchen Krankheiten wird tendiert

Die Grundneigung dieses Naturells liegt zu Erkältungskrankheiten, Verstimmungen des Gemütes und Störungen nervöser Art. Viele organische Leiden dieses Naturells sind in diesen nervösen Störungen zu suchen und damit auch entsprechend zu behandeln. Die Tendenz liegt zu vielen psychischen Krankheiten vor. Dies ist bedingt durch die hohe Sensibilität und natürlich die große Empfindlichkeit gegenüber äußeren Störungen.

8. Behandlungsmöglichkeiten

Folgende Methoden sind zu seiner Behandlung sehr günstig, Homöophatie in allen Potenzen, Schüßler Salze, Spagyrik, Heilmassage, Farbpunktur, Fußzonenreflexmassage, Luft, Licht Farbe, Blumen, Edelsteine, meditative Musik, Lebenskraftübertragung, Helioda, Energiearbeit, freundliche Worte und Umgebung, Gebetsheilung, die von C. Huter angewendeten verfeinerten Bademethoden, Dampf- und Teilwasserbehandlungen, besonders Wärme durch die Sonne. Besonders wichtig ist, die dem eigenen Empfinden und Geschmack ausgerichtete Ernährung, mit reifem süßem Obst und leichten Speisen. Die Menge darf nicht zu groß sein.

9. Aussichten

Das Empfindungsnaturell wird selten schwer krank, fühlt sich aber oft unwohl, ist verstimmt und holt sich immer mal wieder eine Erkältung. Bei einer schweren Krankheit, die ihrem Naturell gemäß, wie oben beschrieben, behandelt wird, kann es sehr schnell wieder gesund und munter werden.

Für alle drei Grundnaturelle gilt: Farbe, Licht, Akupunktur! Beim reinen Bewegungsnaturell kann auch Allopathie wirken; beim disharmonischen Naturell kann Allopathie einen gewissen Heilreiz hervorrufen. Die allopathische Methode sollte nur in wirklichen

Notfällen angewendet werden, da diese Verfahren für die menschlichen Zellen oft zu stark sind. In den meisten Fällen werden zu hohe Dosierungen verwendet, die häufig Folgeschäden nach sich ziehen. Die zu hohen Dosen entsprechen auch nicht dem Naturell, wie ja deutlich in den einzelnen Naturellbeschreibungen aufgezeigt wird.

Also überprüfen Sie diese Fakten, die bis jetzt beschrieben wurden, an sich selbst, und Sie werden feststellen, daß die Beschreibungen zutreffen.

In vielen Fällen ergeben sich durch die zu hohen Dosierungen Folgeschäden. Heilung entsteht nicht nur allein durch das Medikament, sondern der Mensch und seine Seele müssen auch zulassen, daß Heilung eintreten kann.

Ergänzt wird das Naturell-Grundschema durch die noch zu besprechenden weiteren Naturelle. Das Naturellschema wurde erst in den 70er Jahren in der Schweiz durch Martin Kübli und Paul Schärer; mit Köpfen von Frauen, eingebracht. Wenn Sie die Gesichter der einzelnen Naturelle vergleichen, dann werden Sie feststellen, daß die Formen bei den Frauen weicher ausfallen als bei den Männern (siehe hierzu auch den Abschnitt Das Geschlecht). Zunächst aber zu den vier Temperamenten.

Die vier Temperamente

Ein wichtiger Bestandteil der Psycho-Physiognomik und damit der visuellen Diagnostik (Pathophysiognomik) sind die vier Temperamente. Das Temperament kennzeichnet die Art eines inneren Reizzustands oder eines gereizten Zustands eines Lebewesens. Es kennzeichnet nicht die Summe der gegebenen konstanten inneren Energie, die eine Individualität im Wesensgrundton in sich birgt. Diese konstante Grundenergie liegt nicht im Temperament, sondern zum großen Teil im Naturell.

Das Naturell ist der innere Grundton, das Temperament aber der gereizte Zustand, das Tempo, in dem sich ein Naturell schnell oder langsam bewegt. Es wird also am Bewegungscharakter des Naturells (Menschen) erkannt. Das Temperament kann mehrmals

Das Naturellschema in Farbe – Frau
nach C. Huter

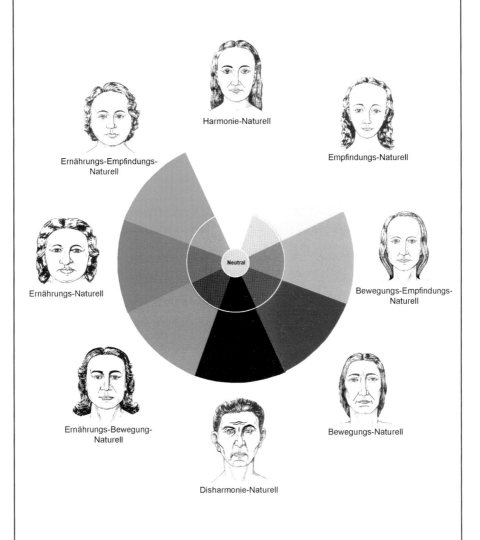

Harmonie-Naturell

Empfindungs-Naturell

Ernährungs-Empfindungs-
Naturell

Bewegungs-Empfindungs-
Naturell

Ernährungs-Naturell

Neutral

Bewegungs-Naturell

Ernährungs-Bewegung-
Naturell

Disharmonie-Naturell

Illustrationen: Werner Thumm

am Tage wechseln. Bleibt das Temperament über eine längere Zeit konstant, dann ist dies krankhaft.

Man unterscheidet folgende Temperamente:

- das *phlegmatische* Temperament,
- das *cholerische* Temperament,
- das *sanguinische* Temperament,
- das *melancholische* Temperament.

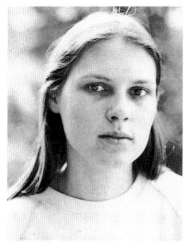

Das phlegmatische Temperament bei einer jungen Frau. Auch sie hat gute Gesamtanlagen. Es ist aber in ihren Augen keine Trauer und auch kein Feuer zu erkennen. Das Grundgefühl ist hier ruhig und gelassen. Die Frau läßt die Dinge an sich herankommen und prüft in Ruhe und ohne Hast. Die Augen haben einen ruhigen, aber auch bestimmten Ausdruck. Dies bedeutet, daß diese Frau nicht aus Bequemlichkeit an Problemen vorbeigeht, sondern diese lediglich mit großer Ruhe betrachtet und löst.

Beschreibung der vier Temperamente

- Das *phlegmatische* Temperament ist schwer erregbar, gleichgültig, träge und schwerfällig. Die Gesamthaltung wirkt demnach auch schwerfällig und unbeweglich. Die Muskeln und die Haut sind weich, die Stirn und die Haare zeigen Ruhe, das Gesicht ist spannungslos und ruhig. Der Blick verrät Gleichmut und Gelassenheit, er kann auch träge, schläfrig und matt wirken. Die Sprache ist ruhig, langsam und ohne besondere Betonung.
- Das *cholerische* Temperament ist heftig, feurig und aufbrausend, reizbar und impulsiv. Mimisch ergeben sich folgende besondere Kennzeichen: Die Körperhaltung ist fest, bestimmt energisch, Muskeln und Haut sind in straffer Spannung; Stirn und Gesicht durch die intensive Auseinandersetzung mit dem Leben faltenreich, der Blick ist fest und feurig, das Weiße im Augapfel dabei meist gerötet, die Nasenflügel vibrieren lebhaft. Die in der Ruhe fest geschlossenen Lippen werden beim Sprechen schnell bewegt. Die Stimme ist energisch und kraftvoll.
- Das *sanguinische* Temperament ist lebhaft, leicht beweglich, heiter und fröhlich, es paßt sich jeder Lebenslage ohne Mühe an. Mimisch ist es gekennzeichnet durch eine zwanglos frische und lebhafte Körperhaltung. Die Muskeln und die Haut sind elastisch, die Sprache ist lebhaft und warm. Der offene Blick nimmt das Heitere auf und gibt es wieder. Meist sind Stirn und Wangen glatt und lebenswarm angehaucht, die Lippen lose; die Sprechweise ist lebhaft.
- Das *melancholische* Temperament ist nachdenklich, grüblerisch, traurig und verdrießlich. Die Körperhaltung ist lose und schlaff, die

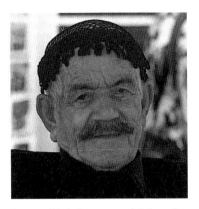

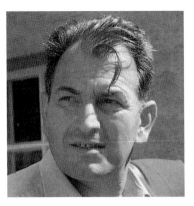

Das sanguinische Temperament bei einem alten Mann, der in seinem Leben viel erlebt hat. Es ist das Erscheinungsbild eines Menschen, der sich im Alter eine innerlich gelassene, fröhliche Stimmung aufgebaut hat. Er genießt es, wenn er von der Vergangenheit erzählen kann, wenn er sich als Held bewundert fühlt, der dank seiner außergewöhnlichen Lebensenergie alle Widerwärtigkeiten des Lebens überstanden hat.

Das cholerische Temperament. Dieser Mann konzentriert sich mit aller Kraft und Energie auf seine Aufgabe. Er hat tiefe Konzentrationsfalten an der Nasenwurzel und eine große, kraftvolle Nase. Der Augenausdruck ist intensiv, die Augenbrauen sind ausgeprägt, das Kinn springt hervor, die Ohren sind kräftig in ihrer Struktur und abstehend. Mimik und Gebärden sind lebhaft. Dies sind die Hauptmerkmale, an denen ein cholerisches Temperament erkannt werden kann. Der Betreffende ist leicht reizbar, kommt sehr aus sich heraus und verteidigt seine Meinung mit heftigem Tonfall und lebhafter Gestik.

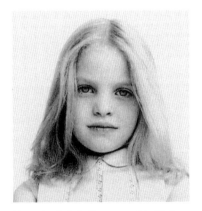

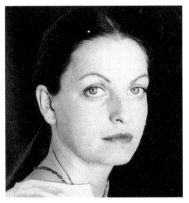

Das melancholische Temperament im Kindesalter. Schwere Erlebnisse in der Kindheit können einen Menschen sehr stark prägen. Das sonst oft so heitere, unbeschwerte Wesen vieler Kinder fehlt hier. Der Lebensernst als Grundstimmung bleibt vielfach erhalten, dies um so mehr, wenn ein Mensch, wie das hier der Fall ist, die Anlage hat, Probleme intensiv zu hinterfragen und Gründe für die vorhandene Situation zu suchen.

Dieselbe Person 25 Jahre später. Es ist immer noch das Erscheinungsbild des melancholischernsten Temperaments. Die großen, fragenden Augen, der Mund und die Haltung zeigen die sehr ernste Lebens- und Denkweise. Trotz ausgezeichneter Begabung ist es diesem Menschen bis jetzt noch nicht gelungen, seine schweren Erlebnisse zu überwinden.

Muskeln sind kraftlos, ohne Spannung, die Haut ist blutleer. Die typische Stirnform zeigt vom vielen intensiven Grübeln Falten. Der Blick ist in sich gekehrt, matt und wehmütig. Der Mund hat einen bitteren Zug. Die Sprache ist zögernd, monoton, bedächtig und vorsichtig.

Die beschriebenen Temperamente treten bei allen Naturellen auf. Die Temperamentslage kann sich natürlich bei Krankheit noch stärker bemerkbar machen und die Krankheit in jede Richtung beeinflussen.

Nun zu den beiden polaren Naturellen.

Das polare harmonische Naturell ○

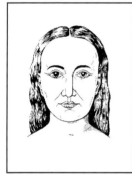

1. Struktur des Körpers

Bei diesem Naturell sind alle drei Keimblätter gleich stark ausgeprägt und damit die organischen Funktionen in einem gewissen Gleichgewicht. Der Körper ist ebenmäßig und in den Proportionen harmonisch gestaltet. Das Gesicht ist in seiner Ausprägung oberhalb und unterhalb der Augen gleichermaßen ausgeprägt. Damit sind die körperlichen und seelischen Kräfte in Harmonie.

Das harmonische Naturell

2. Gesundheitliche Basis

Die Körperstruktur ist in allen Formen gleichmäßig stark ausgebildet und bietet diesem Naturell eine Basis.

3. Struktur der Seele und ihre Behandlung

Durch die auf allen Ebenen des Körpers und Geistes gleichmäßig entwickelten Anlagen kommt dieses Naturell nicht so schnell wie die anderen in Bedrängnis durch einseitige Tätigkeiten und Lebensweise. Dadurch ist es in seiner Grundkonzeption eine lebensfrohe und heitere Natur, die immer versucht den goldenen Mittelweg zu gehen und zu leben.

Die Frau im harmonischen Naturell ist eine sehr gute Mutter die meistens sehr begabte, an Geist und Körper gesunde Kinder hat.

Die Behandlung des Naturells im Krankheitsfall kann mit allen natürlichen Heilmitteln behandelt werden. Gute Methoden sind: Homöopathie, Schüssler Salze, nicht übertriebene Bäder und Massagen, Od, Lebenskraftübertragung (Helioda), Farbpunktur.

4. Typische Lebensart

Dieses Naturell wird sich wie oben schon erwähnt immer den goldenen Mittelweg suchen und dadurch nie in extremen Formen leben.

5. Fehlverhalten gegenüber dem Naturell

Bedingt durch das innere Gleichgewicht ist es den Anforderungen des Lebens gewachsen ohne sich extrem zu zeigen.

6. Ursprung der Energie

Das harmonische Naturell schöpft seine Kraft aus vielen Ebenen körperlich wie seelisch.

7. Zu welchen Krankheiten wird tendiert

Dieses Naturell wird selten krank und erreicht bei einem normalen Leben ein relativ hohes Alter.

8. Behandlungsmöglichkeiten

Wie schon unter Punkt 3 angeführt sprechen diese Methoden bei diesem Naturell sehr gut und schnell an.

9. Aussichten

Durch das Grundverhalten immer, wenn irgend möglich einen Mittelweg zu gehen, bedeutet dies, es achtet immer auf ausgeglichene Nahrung und Bewegung, sowie geistige und körperliche Arbeit.

Das polare disharmonische Naturell ●

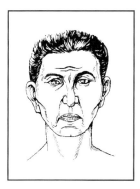

*Das disharmo-
nische Naturell*

1. Struktur des Körpers

Die innere Zerfahrenheit der Energien, dieses Naturells, zeigt sich in seinen ganzen Körperformen und in den im Gesicht sich zeigenden Ecken und Kanten, ungleiche Stirnform, Augenbrauen. Dies sind äußere Zeichen von unausgeglichener Funktion des Nervensystems und des Gehirns. Der Körperbau zeigt ebenfalls in seinen Formen Disharmonie. Die Gewebestruktur kann zu hart, zu weich, oder sogar kalt sein. Durch diese Strukturen können sie oft unberechenbar sein und ihr Verhalten ist des öfteren sehr zwiespältig.

2. Gesundheitliche Basis

Durch das gegensätzliche Verhalten und Nichtbeachtung der körperlichen Bedürfnisse können sich immer wieder Störungen einstellen, da oft die notwendigen Behandlungsmaßnahmen nicht eingehalten werden.

3. Struktur der Seele und ihre Behandlung

Das Leben dieses Naturells ist von großen Gegensätzlichkeiten geprägt, dies zeigt sich in der Form, daß sie bei Krankheit überängstlich, oder maßlos reagieren. Manchmal reagieren sie radikal oder sie befolgen die Anweisungen des Arztes überhaupt nicht.

4. Typische Lebensweise

Dieses Naturell lebt immer in extremen Formen, die oft wechseln und sie dadurch innerlich und äußerlich immer wieder aus der Bahn werfen.

5. Fehlverhalten gegenüber dem Naturell

! Hier ist immer eine gewisse Vorsicht geboten, da dieses Naturell immer wieder unberechenbar auf seine Mitmenschen reagiert.

6. Ursprung der Energie

Bei diesem Naturell ist viel elektrische Energie vorhanden, die sich natürlich auch so wie ein elektrischer Schlag entlädt und oft verpufft.

7. Zu welchen Krankheiten wird tendiert

Dies liegt bei diesem Naturell schon klar vor uns, da die Krankheit ja die Sprache der Seele ist, so finden sich hier meistens schwere Erkrankungen, wie Krebs, schwere geistige Krankheiten.

8. Behandlungsmöglichkeiten

Alle stark wirkenden Mittel, Allopathie, Anwendungen nach Kneipp, Hypnose, sogar eine Chemotherapie, diese sollte aber nur in Ausnahmefällen angewendet werden. Lebenskraftübertragung, Energiearbeit, Isopathie, Fasten in strenger Form.

9. Aussichten

Da das Naturell ganz selten oder nie in seiner Mitte anlangt, sind die Aussichten auf Heilung bei schweren Krankheiten nicht so gut wie bei den anderen Naturellen, da oft die Therapie einfach abgebrochen wird.

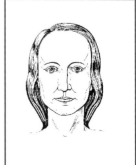

Bewegungs-Empfindungs-Naturell

Bewegungs-Empfindungs-Naturell ●

1. Struktur des Körpers

Bei diesem Naturell ist die Bewegungs- und Empfindungsanlage harmonisch vereint. Dagegen tritt die

Ernährungsanlage eindeutig in den Hintergrund. Die Struktur des Körpers hat Ähnlichkeit mit dem des Bewegungsnaturells, aber durch die gleichstark ausgeprägte ñ Empfindungsanlage sind die Grundmerkmale verfeinert. Dagegen werden die des Empfindungsnaturells gestärkt. Die Struktur des Körpers ist groß und kräftig und markant geformt. Die Formen sind aber gleichzeitig sehnig, feinnervig und biegsam. Das harte und robuste des Bewegungsnaturells wird sehr abgemildert. Die Fülle des Körpers tritt vollständig zurück. Dagegen tritt das Gesicht markant und fein ausgeprägt hervor. Die Form ist länglich aber wesentlich schmaler, klarer in den Formen mit fein geschnittenen Zügen. Die Augen blicken mit starkem Empfinden und geistesgegenwärtig. Dieses Naturell hat eine höhere Stirn als das Bewegungsnaturell.

2. Gesundheitliche Basis

Die schwach ins Orange gehende Gesichtfarbe zeigt für dieses Naturell gesunde Hautfarbe. (Bei den sekundären Naturellen ist es für den Anfänger natürlich schwierig, diesen leichten Grundton der Gesichtsfarbe sofort zu erkennen. Dies erfordert große Übung; doch es gibt dafür um so mehr andere Zeichen, um das richtige Naturell zu bestimmen. (Lassen Sie sich aber nicht entmutigen!) Dieses Naturell sollte nicht korpulent werden, da sonst das Empfinden sich nicht mehr seiner Form entsprechend ausdrücken kann.

3. Struktur der Seele und ihre Behandlung

Ähnlich dem Bewegungsnaturell wird die Ruhe vernachlässigt, da die Ernährungsanlage nicht sehr stark ausgeprägt ist. Das Bewegungs-Empfindungsnaturell wird geprägt durch eine starke Innenspannung, dies leistet Vorschub für die starke Willenskraft die gepaart ist mit einem starken Ideen- und Empfindungsreichtum.

Zur richtigen Behandlung gehört eine angenehme und schöne Umgebung, mit Liebe gepaart. Nicht zu vergessen sollte eine ausreichende Bewegung sein.

4. Typische Lebensart

Dieses Naturell ist gegen äußere Witterungseinflüsse besser gewappnet, als das Empfindungsnaturell, außerdem ertragen sie Strapazen besser. Es führt nicht mit Härte sondern mit menschlicher Wärme und Mitgefühl. Man kann ihn als einen tatkräftigen Menschen mit vielen Ideen, den Typ des erfolgreichen Wissenschaftlers und Gelehrten bezeichnen.

5. Fehlverhalten gegenüber dem Naturell

Für diese Menschen wäre es falsch, sie auf die Dauer, extrem körperlichen Belastungen auszusetzen. Weiterhin ist zu vermeiden sie durch zuviel, an tierischen Eiweißen kräftiger und fülliger machen zu wollen. Für diese Menschen ist es außerordentlich wichtig, sie nicht von ihrer geistigen Regsamkeit und ihren Ideen abzuhalten.

6. Ursprung der Energie

Die Energiequelle diese Naturells liegt in einer abwechslungsreichen, aber verfeinerten Nahrung, gepaart mit einer starken geistigen Tätigkeit, aber körperlieh geringer Arbeit und dazu immer ausreichend Bewegung.

7. Zu welchen Krankheiten wird tendiert

Da immer wieder ausreichende Ruhe fehlt, sind die Nerven stärker belastet. Durch die gleichstarke Bewegungsanlage ist aber eine stabilere Grundkonstitution vorhanden, daher sind Erkältungskrankheiten wie beim Empfindungsnaturell nicht so oft anzutreffen.

8. Behandlungsmöglichkeiten

Diese Menschen reagieren auf alle Mittel, die für das Bewegungsnaturell in Frage kommen, aber unbedingt in verfeinerter Form und nicht zu hohen Dosierungen. Vor allem bei allopathischen Mitteln sollte darauf stets geachtet werden. Hingegen können die Mittel die beim Empfindungsnaturell angewendet werden in stärkerer Form und Dosierung angewendet werden.

9. Aussichten

Das Bewegungs-Empfindungsnaturell ist ausdauernd und man kann ihm eine gewisse Zähigkeit nicht absprechen, die gepaart ist, mit einer sehr guten Erholfähigkeit. Grundsätzlich ist dieses Naturell, abgesehen von kleinen Unpässlichkeiten, relativ selten krank.

Ernährungs-Empfindungs-Naturell ●

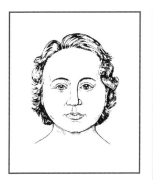

Ernährungs-Empfindungs-Naturell

1. Struktur des Körpers

Die als gesund geltende Gesichtsfarbe dieses Naturells geht ganz leicht ins Grünliche über, was natürlich auf den ersten Blick und ohne ‹bung, nicht zu erkennen ist. Es hat gleichmäßig die Ernährungs- und die Empfindungsanlage entwickelt. Bei ihm tritt die Bewegungsanlage zurück. Der Körper ist ähnlich dem Ernährungsnaturell voll und rundlich, aber in seinem Gewebe feiner und in seiner Grundform sensibler. Es besitzt eine hellere und stärkere Ausstrahlung, als das Ernährungsnaturell. Durch die Verfeinerung ist die Gestalt viel zierlicher. Das Naturell ist in seinen Bewegungen nicht behäbig und langsam, sondern leichter, gewandter und eleganter.

2. Gesundheitliche Basis

Bei Vernachlässigung der körperlichen Bewegung entstehen entsprechende Krankheiten, so z.B. Kreislaufprobleme, Kurzatmigkeit.

3. Struktur der Seele und ihre Behandlung

Wird der Lebenskampf zu hart, entsteht eine Störung des Innenlebens. Der betroffene Mensch kann dann schnell sein inneres Gleichgewicht und damit auch seine Zufriedenheit und Gesundheit verlieren. Eine erfolgreiche Behandlung wird erreicht durch eine farbenfrohe freundliche Umgebung. Was zu sagen ist muss Hand und Fuß haben, aber mit Liebe weitergegeben werden. Bei diesen Menschen ist die Kühle des reinen Ernährungsnaturells abgeschwächt, durch das stark ausgeprägte Empfinden und Fühlen des Empfindungsnaturells. Beim Ernährungs-Empfindungsnaturell wird dies alles noch mit Wärme durchdrungen.

4. Typische Lebensart

Wichtig für diese Menschen ist eine ihm entsprechende Lebenskultur, mit einer sorgfältig ausgewählten Nahrung. Im Vordergrund stehen die praktischen Dinge des Lebens, vor allem Ruhe, Bequemlichkeit, gutes Essen und Trinken, aber diese Dinge immer mit Geistigkeit und einer großen Menschenfreundlichkeit gepaart.

5. Fehlverhalten gegenüber dem Naturell

Diesem Naturell ist überhaupt nicht dienlich, es auf schmale Kost zu setzen und durch starke sportliche Betätigung und zuviel Bewegung zu überfordern.

6. Ursprung der Energie

Diese Menschen erhalten ihre notwendige Erholung und Kraft, durch ihren ausgeprägten Sinn für Häuslichkeit, Tiere und Blumen. Durch rege geistige Tätigkeit und mäßig körperlicher Arbeit stärken sie ihre Leistungsfähigkeit.

7. Zu welchen Krankheiten wird tendiert

Bei Aufnahme von zu großen Nahrungsmengen besteht die Tendenz zu viel Fett anzusetzen. Des öfteren können auch Störungen des seelischen Gleichgewichtes auftreten.

8 .Behandlungsmöglichkeiten

Alle Therapieformen die für das Ernährungsnaturell schon beschreiben sind, diese aber in verfeinerter Art, sowie sämtliche Formen des Empfindungsnaturells, diese können aber verstärkt angewendet werden. Dazu kurze leichte Wasseranwendungen, Luft, Licht, nicht zu anstrengende Bewegungen und Farbpunktur.

9. Aussichten

Das sehr gut entwickelte Empfinden dieser Menschen zeigt ihnen wesentlich früher an, wenn sich in ihrem Körper Giftstoffe angesammelt haben. Durch diese Fähigkeit können Krankheitsentwicklungen in einem frühen Stadium schon behandelt werden.

Ernährungs-Bewegungs-Naturell ●

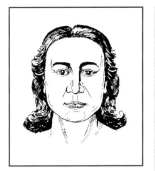

Ernährungs-Bewegungs-Naturell

1. Struktur des Körpers

Dieses Naturell ist beleibt aber sehr kräftig, zäh und robust. Seine Gesichtpartien weisen einen rötlich, bläulichen (violetten) Farbton auf. Die gesunde Gesichtfarbe geht ins leicht violette über, auch hier ist diese Färbung nicht auf Anhieb zu erkennen, da man natürlich bei solchen Betrachtungen, eine innere Vorstellung der Farbe hat, davon müssen wir uns aber lösen und als erstes nur die Gesichtfärbung des Naturells auf uns wirken lassen. Dabei lernen wir spürend sehen, und erkennen so auch die Ausstrahlung eines Menschen. Beim Ernährungs- Bewegungsnaturell prägten sich die beiden Keimblätter die zuständig sind für das Ernährungs- und das Bewegungssystem zu einer gleich starken Einheit aus. Während das Empfindungssystem schwächer entwickelt ist.

2. Gesundheitliche Basis

Bei diesem Naturell herrscht eine enorme Knochenkraft, ein festes und straffes Gewebe vor, das in allen Formen sichtbar ist. Man kann diese Menschen als Kraftnaturen bezeichnen. Das Naturell besitzt eine ausgeprägte Regenerationskraft und können sich immens schnell erholen. Sie kommen mit sehr wenig Schlaf aus und sind leistungsstärker als das Ernährungsnaturell.

3. Struktur der Seele und ihre Behandlung

Durch die beiden Grundrichtungen Ernährung und Bewegung sind diese Menschen durch Empfinden und Gefühle wenig gehemmt, dies wird durch die Kühle der Ernährungsanlage und die Härte der Bewegungsanlage bewirkt. Entstehende seelische Erschütterungen werden mit diesen Anlagen viel schneller überwunden und erreichen den inneren Kern dieser Menschen nicht. Zur Behandlung müssen ganz klare Anweisungen, die ökonomisch für dieses Naturell nachvollziehbar sind, gegeben werden.

4. Typische Lebensart

Durch die gleich starke Anlage der beiden Keimblätter, Bewegung und Ernährung, die Empfindungsanlage tritt dadurch zurück, wird der Gefühlsbereich vernachlässigt und die innere Ausrichtung ist materialistisch geprägt. Die Menschen sind in der Lage mit sehr wenig Schlaf auszukommen und trotzdem können sie lange und ausdauernd arbeiten.

5. Fehlverhalten gegenüber dem Naturell

Sanfte und milde Heilmittel sind bei Menschen in diesem Naturell nicht so wirkungsvoll. Es darf eine Mischung der angegebenen Heilmethoden des Ernährungsnaturells und des Bewegungsnaturells angewendet werden. Was zu beachten ist daß kein Mangel an Bewegung auftritt, genauso muß darauf geachtet werden, dass zu wenig Nahrung aufgenommen wird.

6. Ursprung der Energie

Dieses Naturell verfügt über eine enorme körperliche Kraft und eine ausgezeichnete Regenerationsfähigkeit. Eine gute, kräftige Ernährung, verbunden mit einem ordentlichen Maß an körperlicher Bewegung, geben dem Naturell die Möglichkeit, seine Energie zu stärken und erneuern.

7. Zu welchen Krankheiten wird tendiert

Menschen in diesem Naturell haben eine sehr gute Erholfähigkeit verbunden mit einer stabilen Grundkonstitution. Krankheiten treten bei ihnen nur auf, wenn sie ihre Grundkonstitution entsprechend nicht ausleben können.

8. Behandlungsmöglichkeiten

Damit der Empfindungsbereich gestärkt wird, sollte mit Farbe, Liebe, Licht, Farbpunktur und ähnlichen Methoden behandelt werden. Als Grundbehandlung kann eine Mischung aus den beiden Systemen von Kneipp- und Schrothkur eingesetzt werden.

9. Aussichten

Die Menschen mit diesem Naturell sind und werden selten krank, und wenn so erholen sie sich aber sehr schnell, denn ihr Körper hat sehr große Reserven. Wichtig bei diesen Menschen ist, daß auf jeden Fall das Empfinden durch Musik, Licht, Farbe angesprochen wird, denn sonst nimmt die Kühle, Strenge und das materialistische Denken einen zu großen Raum ein. Die seelischen Anteile werden dadurch unterdrückt, oder nicht mehr wahrgenommen.

Reaktionen der verschiedenen Naturelle auf Heilmittel

Für alle Naturelle sind, soweit sie es zulassen, auch Gesprächstherapie, Farbpunktur, Aroma, Licht, Luft anzuwenden, und was nie vergessen werden darf, ist Liebe; denn dies ist die Behandlungsmethode, die am meisten vernachlässigt wird, aber am tiefsten wirkt, vorausgesetzt, daß sie der Patient auch annehmen kann und will.

Wohlfühl-Atmosphäre

Der Therapeut muß eine Atmosphäre schaffen, in der sich der Patient wohl fühlt und zulassen kann, daß Heilung geschieht, denn der Kranke muß wollen und auch können, sonst nützt die beste Methode nichts. Grundsätzlich ist wichtig, daß alle Richtungen und Disziplinen zusammenarbeiten, um das Ziel zu erreichen, dem Patienten die Möglichkeit zur Heilung zu verschaffen.

Natürlich: So rein wie hier dargestellt findet man die einzelnen Typen ziemlich selten. Nach einiger Übung fällt es dann aber nicht schwer, die Hauptrichtung der Veranlagung zu bestimmen.

Wichtig für das Erlernen der Pathophysiognomik ist es, die Grundlagen der Psycho-Physiognomik zu kennen und um deren Bedeutung

	chemisch	*physikalisch*	*psychisch*
1. Das Harmonie-naturell reagiert meist gut bei kurzen, abwechs-lungsreichen An-wendungen auf alle guten Heil-methoden	Homöopathie und Biochemie	Bäder und Massage	selbstfreie Autosuggestion, Od, Helioda
2. Ernährungs-naturell	Biochemie	Prießnitz und Kneipp	Magnetismus und Wachsuggestion
3. Bewegungs-naturell	Allopathie, Homöopathie niedere Potenzen	Schroth- und Römerkur	Medioma und Hypnose
4. Empfindungs-naturell	Schüßlersche Biochemie, Homöopathie, Elektro-Homöopathie	verfeinerte Bademethode, Heilmassage, Licht, Luft und Duftstoff	selbstfreie Sympathie, Gebets-heilkraft, Farben, Form, Töne, Helioda, Medioma
5. Disharmonisches Naturell	Allopathie und Isopathie	Rikli-, Kneipp- und Kuhnekur	Hypnose, Magnetismus und Helioda

zu wissen, damit Sie die Pathophysiognomik richtig einsetzen kön-nen, die sonst zu falschen Schlüssen führt.

Mit der Psycho-Physiognomik und besonders mit der Pathophy-siognomik sollte man deshalb besonders achtsam und verantwor-tungsbewußt umgehen im Hinblick auf Feststellungen und Aus-sagen, die sich aus ihnen ergeben. Gravierende Symptome sollten immer durch einen Arzt oder Heilpraktiker abgeklärt werden.

Zur Ergänzung sei hier noch erwähnt: Carl Huter, der Begründer der Psycho-Physiognomik, hat insgesamt 62 Naturelle entdeckt. Sie alle zu beschreiben, würde aber den Rahmen des Ratgebers sprengen, denn ich will Ihnen eine Grundlage vermitteln, damit Sie sich um-fangreicher und schneller in das große Gebiet der Pathophysiogno-mik einarbeiten können. Die weiterführenden Naturellbeschreibun-gen entnehmen Sie dann der speziellen Literatur.

Bitte beachten sie immer, daß jeder Mensch individuell ist. Letzt-lich gibt es »so viele Menschen, so viele Variationen der Naturelle«.

Daraus resultiert: Die Naturelle sind *unabhängig* von Herkunft, Volk oder Land. Sie sind überall bei allen Völkern der Erde zu finden.

Jedem Naturell wird eine Farbe zugeordnet. (Die Grundlagen hierfür bildet laut Huter Goethes Farblehre.) Die Farben der einzelnen hier beschriebenen Naturelle sind:

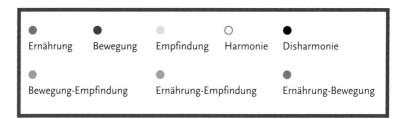

| ● Ernährung | ● Bewegung | ◌ Empfindung | ○ Harmonie | ● Disharmonie |

| ◌ Bewegung-Empfindung | ● Ernährung-Empfindung | ● Ernährung-Bewegung |

Das Geschlecht

Durchschnittliche Proportionsverhältnisse bei Frau und Mann.

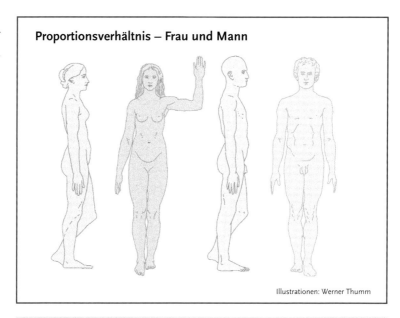

Proportionsverhältnis – Frau und Mann

Illustrationen: Werner Thumm

Für die Diagnose und Behandlung ist das Geschlecht genauso wichtig und in Betracht zu ziehen wie die einzelnen Naturelle und die Temperamente; denn zwischen männlichem und weiblichem Prinzip gibt es Unterschiede in Krankheit und Gesundheit. Auch die einzelnen Mittel können unterschiedliche Wirkungen bei Frauen und Männern auslösen.

Dazu hat sich Huter folgendermaßen geäußert: »Die geschlechtsspe-
zifischen Energien beeinflussen das Handeln eines Menschen mehr
oder weniger stark während seines ganzen Lebens. Das Geschlechts-
system ist das einzige, welches Mann und Frau harmonisch verbin-
den kann, aber psychisch und physisch trennt.«

Deshalb sind für unsere Weiterentwicklung auf diesem Planeten
beide Energien gleich wichtig. Es darf in der heutigen Zeit keine Be-
wertung mehr dahingehend erfolgen, daß das weibliche oder männliche Prinzip besser oder schlechter ist. Es ist wie bei einer Stromlei-
tung: Hier gibt es eine positive (+) eine negative (-) Leitung; wird eine
von beiden, egal welche, durchtrennt, so kann keine Energie mehr
fließen, es brennt ganz einfach kein Licht mehr.

So muß das weibliche und das männliche Prinzip gleich gültig
(gleichermaßen wichtig) sein, was in vielen Teilen der Welt, teilweise auch noch bei uns, leider noch nicht so gehandhabt wird.
Ein derartiges Verhalten ist der größte Hemmschuh für unsere
Weiterentwicklung und Heilung.

Frauen und Männer gehören von Natur aus überall im Leben ergän-
zend und nicht sich einander bekämpfend zusammen. Dies ist ein
äußerst wichtiger Punkt in der Betrachtung von Gesundheit und
Krankheit und darf nicht davon getrennt werden.

Ergänzung weiblich – männlich

Hier beginnt der Weg zum Heilwerden für uns und damit auch für
den Planeten Erde. Je mehr Wälder z.B. abgeholzt werden, desto stärker treten Lungenkrankheiten auf – so einfach und klar zeigt sich unser Fehlverhalten bei uns und in unserer Umwelt. Denn die Welt
sind wir, und wir sind die Welt.

Merkmale der drei primären Grundnaturelle

	Ernährungsnaturell ●	Bewegungsnaturell ●	Empfindungsnaturell ●
	Entoderm	**Mesoderm**	**Ektoderm**
Augen	Mittelgroß, weich, ruhig in die Nähe blickend	klein, fixierend, gespannt in die Weite blickend	glänzend nach innen blickend
Becken	breit, fleischig	schmal, kräftig	schmal, zart
Extremitäten	kurz, füllig	lang, sehnig	feingliedrig
Gesicht	Rundgesicht, unter dem Augendurchmesser mehr Masse als oberhalb	kastenförmiges Langgesicht, unter dem Augendurchmesser mehr Masse als oberhalb	birnenförmiges Gesicht, über dem Augendurchmesser mehr Masse als darunter
Haare	mitteldick, schmiegsam, mittellang, glänzend	kräftig, struppig	dünn, fein, seidig, gewellt
Hals	kurz, dick, weich	lang, sehnig, muskulös, stark	dünn, mittellang, zart
Hauptorgane	Drüsen, Magen, Darm, Leber, Lunge	Muskeln, Knorpel, Knochen, Sehnen, Bänder, Blut, Herz	Nerven, Haut, Sinnesorgane
Habitus	mittelgroß, korpulent	groß und knochig	klein bis mittelgroß, schlank
Haut	weich, samtig, bläulich weiß	gespannt, fest, rot	blaß, gelblich
Hinterhaupt	rund, weich	hoch, fest, dominant	klein, fein, gerundet
Knochenbau	kräftig, wenig gespannt	fest und stark, breite Unterarmknochen	fein, zart, dünn
Kopfform	breit, rund	Kastenform, länglich	Eiform, auf die Spitze gestellt
Kinn	weich, gerundet, Doppelkinn	markant, vorspringend	klein, fein, zurückliegend
Mund	voll, Unterlippe dominiert	schmal, fest, Unterlippe dominiert	klein, zart, Oberlippe dominiert
Ohren	groß, fleischig, Läppchen dick	knorpelig, hart, lang	zart, fein, modelliert
Muskulatur	schwach	fest bis hart gespannt	fein, zart
Nase	kurz, füllig im unteren Teil	Groß, lang, kräftiger Nasenhöcker	schmal, fein, zarter Rücken
Stirn	Oberstirn schmal, Unterstirn breit	Oberstirn schwach, Unterstirn stark	Oberstirn breit, Unterstirn schwach
Seelisches Bedürfnis	Stofflichkeit. Ruhe, Ökonomie, reiner Lebensgenuß, materielle Sicherheit	Tat, Bewegung, Willensübung, Dynamik, Raum	Denkleben, Licht, ideelle Sicherheit
Seitenhaupt	breit, rund	schmal	schmal
Unterkiefer	groß, gerundet, fleischig	markant, breit, eckig, lang	zart, fein gebildet

4 Die Dreiteilung von Gesicht und Ohr

Nach der Psycho-Physiognomik wird das Gesicht in drei Hauptregionen aufgeteilt: Untergesicht, Mittelgesicht und Stirnregion. Diese Bereiche haben folgende Bedeutung:

■ Das Untergesicht mit Kinn, Mund und Oberkiefer zeigt die körperliche Kraft des Menschen.
■ Das Mittelgesicht mit Nase, Wangen und Augen läßt das seelische Wollen erkennen.
■ Die Stirn, das obere Gesicht, mit Unter-, Mittel- und Oberstirn zeigt das geistige Erkennen und Wissen.

In dieser Dreiteilung kann man erkennen, aus welcher Ebene der Mensch handelt, also auch, wie er mit seiner Gesundheit umgehen kann – sensibel oder nicht sensibel. Dies muß man folgendermaßen verstehen: Ist zum Beispiel einer der drei Bereiche dominant, d.h. nimmt dieser in Höhe und Breite den größeren Anteil des Gesichts ein, dann lebt der Mensch aus dieser Ebene heraus.

Mit der Gesundheit umgehen

Ist beispielsweise das Mittelgesicht dominant, also von der Formmasse her größer als die anderen zwei Teile, so lebt der Mensch aus dem seelischen Bereich heraus; dies bedeutet, daß alle Handlungen vom Gefühl stark beeinflußt werden. Ist die Stirn größer, so lebt er aus dem Geistigen; alle Handlungen werden durch das Denken beeinflußt. Ist das Untergesicht größer, lebt der Mensch aus dem körperlichen Bereich, d.h. die Handlungen werden stark vom Körperlichen gesteuert.

Es gibt natürlich auch die Variation, daß zwei Teile gleich groß sind; dann lebt und handelt der Betreffende aus diesen beiden Bereichen heraus. Die dritte Variation ist die, daß alle drei Gesichtsareale gleich groß sind; in diesem Fall kann die Person aus allen drei Bereichen, Körper, Seele und Geist, gleichmäßig handeln.

Die Gehirnareale, Groß-, Klein- und Stammhirn, werden in dieser Dreiteilung genauso angezeigt. Das Großhirn ist sichtbar im Bereich der Stirn; dort wird der Geist des Menschen dargestellt (Obergesicht). Das Stammhirn (Mittelhirn) ist im Bereich von

Augen, Nase und Ohren erkennbar; hier wird die Seele sichtbar (Mittelgesicht). Das Kleinhirn ist sichtbar unterhalb des Nasenstegs an Ober- und Unterlippe sowie Kinn; hier wird der Körper dargestellt (Untergesicht).

Die Dreiteilung des Gesichts

Was auf der Abbildung zu sehen ist, zeigt natürlich nur die quantitative, also meßbare Physiognomik. Die qualitative Physiognomik wird durch die Strahlung der Haut, der Augen und des gesamten Gesichts sichtbar. Dies ist ein Bereich, der nicht so schnell zu sehen ist. Aber durch Üben, auch und vor allem des intuitiven Sehens, kann man sehr schnell Unterschiede in der Strahlung des Gesichts und der Augen erkennen.

Strahlung des Gesichts

Schauen Sie sich die folgenden Bilder der Kinder genau an! Dort können Sie sehr leicht die Strahlung erkennen. Das erfordert etwas Übung. Wenn Sie sich freilich mit dem riesigen, unwahrscheinlich vielseitigen Gebiet der Psycho-Physiognomik und der Pathophysiognomik intensiver beschäftigen möchten, so ist sehr gründliches Üben und immer wieder vorzunehmendes Vergleichen, aber nicht im bewertenden Sinne, sondern im Sinne des Lernens, notwendig.

!
● Betreiben Sie dieses Gebiet sehr ernsthaft und mit Liebe, denn hier sind wir alle sehr verletzbar! Also prüfen Sie immer vorher, ob das, was Sie sehen, richtig ist und weitergegeben werden kann.

Die Dreiteilung des Ohres in Körper, Seele und Geist

Die Abbildung unseres Hörorgans macht die Dreiteilung des Ohres deutlich. Es liegt das gleiche Grundprinzip wie bei der Dreiteilung des Gesichts vor.

Im unteren Drittel wird der *Körper* gezeigt, im mittleren Drittel die *Seele* und im oberen Drittel der *Geist*. Sie können am Ohr genau wie im Gesicht ablesen, in welchem Bereich sich der Mensch bewegt: im körperlichen, wenn das Ohrläppchen – also das untere Drittel des Ohres – sehr groß und voluminös ist, im seelischen, wenn der mittlere Teil des Ohres stärker ausgebildet ist, im geistigen, wenn der obere Teil – also das letzte Drittel – besonders ausgeprägt ist.

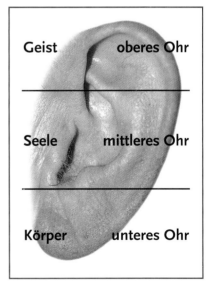

Geist oberes Ohr

Seele mittleres Ohr

Körper unteres Ohr

Das Ohr kann aber genauso in zwei Dritteln gleich stark ausgebildet sein, oder alle drei Bereiche können ebenso deutlich geformt sein.

5 Grundlagen der Krankenphysiognomik nach Huter

Die Achsen und ihre Beschreibung

Die Achsen, von denen hier die Rede ist, sind gedachte Linien durch das von der Seite gesehene menschliche Haupt. Sie zeigen das Verhältnis von Anlage und der möglichen Verwirklichung auf – Liebes-, Konzentrations-, Tätigkeits-, Willens- und Moralimpulse. Die Impulse, die bei der Analyse an Ober- und Hinterhaupt erkannt werden können, müssen in Zusammenhang mit dem Gesicht gebracht werden. Dies bezieht sich natürlich auch auf die Pathophysiognomik, denn diese Energien sind auch am Krankheitsprozeß sehr stark beteiligt und müssen daher entsprechend berücksichtigt werden.

Die Achsen am Kopf nach Huter

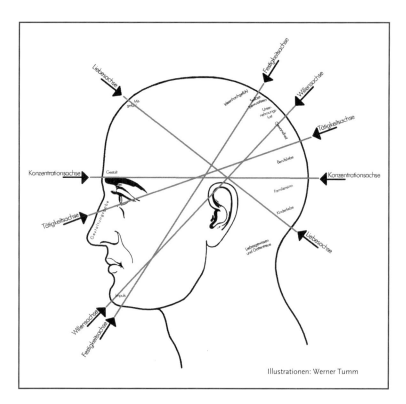

Illustrationen: Werner Tumm

Huter hat mit seiner Kraftrichtungsordnung die hauptsächlichsten Achsen und Korrespondenzen am Kopf des Menschen bestimmt und dargestellt. Diese Achsen erleichtern es uns, die einzelnen Eigenschaften der Kräfte im Menschen (siehe Kapitel Die Zelle und ihre Kräfte) in ihrer Art und Auswirkung richtig zu bewerten. Diese Faktoren spielen bei Krankheit und Gesundheit eine nicht zu unterschätzende Rolle.

Kraft-
richtungs-
ordnung

Die Abbildung zeigt den Verlauf der Achsen an einem in den Formen ausgeglichenen Kopf.

> An dem einen Pol der Achse erkennen wir eine bestimmte Anlage, an dem anderen die Art, wie sie ausgelebt wird oder werden kann. Durch die Achsen im menschlichen Haupt ergeben sich Schwerpunkte der Fühl-, Denk-, und Umsetzungskräfte.

Die von den Achsen bezeichneten Vorderhauptpartien korrespondieren mit den Tatimpulsen, die vom Hinterhaupt ausgehen. Die Achsenverhältnisse zeigen die Gewichtungsverhältnisse der einzelnen Energien auf.

Es gibt folgende fünf Achsen:
- Die **Festigkeitsachse** verläuft vom hinteren Oberhaupt zum unteren Kinn. Sie liegt höher als die Willensachse und hat ihre Pole am hinteren Oberhaupt – wo das ideale Hochgefühl, die Festigkeit der Grundsätze, der Stolz, die errungene innere eigene Überzeugung und Moral und damit das höhere Wertbewußtsein der eigenen Person, aber auch die Selbstdisziplin, d.h. die Unterordnung unter das Walten der Natur und die göttliche Vorsehung zu erkennen sind – und am unteren Kinn, wo Huters Gesichtskanon die Festigkeit verzeichnet.
- Unmittelbar darüber steht die **Willensachse**. Sie verläuft vom oberen Hinterhaupt zum vorderen Kinn und hat den ersten Pol am oberen Hinterhaupt. Hier bewerten wir das Persönlichkeitsstreben, den Willen zur Tat, den Drang nach Unabhängigkeit, das Selbstwertgefühl, das reale Hochgefühl, das Streben nach Erhöhung der eigenen Person. Am vorderen Kinn (zweiter Pol) erkennt man den körperlichen Impuls, die Angriffsenergie und den Willen. Diese Anlagen sind also der Gradmesser der Willensschicht der eigenen Persönlichkeit. Die von Huter gewählte Bezeichnung Willensachse konzentriert diese Anlagen in einem Ausdruck.
- Die **Tätigkeitsachse** verläuft vom unteren Teil des oberen Hinterhaupts zum oberen knöchernen Teil der Nase, dem Nasenbein, dem einzigen Knochen, der während des ganzen Lebens wachsen kann. (Es sei denn, der Mensch ist an Akromegalie erkrankt; in diesem Fall

wachsen noch die Hand- und Fußknochen sowie das Kinn.) Die Tätigkeitsachse hat den einen Pol am oberen Hinterhaupt, jedoch unterhalb der Willensachse, dort wo Gewandtheit, sicheres Auftreten, Unternehmungslust verzeichnet sind und wo aus der Berufstüchtigkeit das Bewußtsein über den Wert des eigenen Könnens erwächst, und am Nasenhöcker, wo Tätigkeit und Fleiß und einerseits der geistige Impuls, andererseits die Stärke des Knochensystems und das motorische Wollen zum Ausdruck kommen.

■ Die **Konzentrationsachse** verläuft vom Mittelpunkt des Hinterhaupts zum Mittelpunkt des Stirn-Nasen-Übergangs, unmittelbar über der Nasenwurzel. Diese Achse hat ihre Pole am mittleren Hinterhaupt, wo Kraft und Geschicklichkeit des mittleren Körpers sichtbar werden, und an der Nasenwurzel, wo die konzentrierte Erfassungskraft, geistige Ruhe und Übersicht zum Ausdruck kommen. Die Konzentrationsachse wird in einen vorderen und einen hinteren Abschnitt unterteilt. Der Teilungspunkt ist das Ohrloch. So ergibt sich zusätzlich ein Verhältnis von Vorder- und Hinterhaupt zueinander.

■ Die **Liebesachse** verläuft vom unteren Hinterhaupt zum vorderen Oberhaupt (vom Liebesgewissen bis zum Mitgefühl). Bei den Endungen der Liebesachse handelt es sich um zwei Bereiche des menschlichen Seins, in denen sich vor allem die Art der sozialen Beziehungsschicht zu seinen Mitmenschen und zu seiner Umwelt ausdrückt. Wenn sich dieses ethisch auf hohem Niveau befindet, ist die soziale Beziehungsschicht von tiefer Liebe getragen. Alle Handlungen dieses Menschen werden davon beeinflußt. Die Bezeichnung Liebesachse für diese gedachte Linie zwischen unterem Hinterhaupt und vorderem Oberhaupt zieht alle diese Möglichkeiten zu einem Ausdruck zusammen. Am unteren Hinterhaupt bewerten wir den Sinn zur Freude am Kleinen, die Handgeschicklichkeit, die Geschlechtskraft, die Partner- und die Kinderliebe sowie den Geselligkeitstrieb. Am vorderen Oberhaupt erkennt man die Stärke der Gefühlswelt, die zum Du führt, die Menschenliebe, das Wohlwollen, die Herzensgüte, die Hilfsbereitschaft, die zu humaner, sozialer und internationaler Gesinnung des Menschen führt.

Diese Ausführungen umfassen nur einen bestimmten Teil der Psycho-Physiognomik. Dazu müssen noch die Nase, die Augen, die Ohren, das Hinterhaupt und das Oberhaupt separat betrachtet werden.

Dies würde aber den Rahmen des Buches sprengen. Deshalb wird nur der Teil behandelt, der notwendig ist, um die visuelle Diagnostik (Pathophysiognomik) für den Nichtfachmann verständlich darzustellen.

! Es ist aber wichtig, bei bestehenden Krankheitszeichen zur genauen Abklärung immer einen Arzt oder Heilpraktiker zu Rate
● zu ziehen, um Komplikationen auszuschließen.

Es gilt auch zu beachten, daß manche im Gesicht festgestellten Krankheitsanzeichen nicht immer sofort labordiagnostisch oder röntgenologisch als Erkrankung feststellbar sind. Diese Zeichen sind oft lange vor dem Ausbruch einer Krankheit sichtbar.

P. Mandel, Begründer der esogetischen Medizin, hat die Achsen von C. Huter untersucht und darauf bestimmte Punkte gefunden die er mit Farbpunktur erfolgreich behandelt hat. Nachfolgend ein kurzer Auszug aus der sehr umfangreichen Arbeit, von P. Mandel und einige seiner Behandlungsmöglichkeiten, die er entwickelt hat.

Durch diese Arbeit von P. Mandel wird die Psycho-Physiognomik nach C. Huter in einem sehr hohen Maß und von einer ganz anderen Ebene aus bestätigt.

Die fünf Achsen nach Huter
Behandlung n. P. Mandel

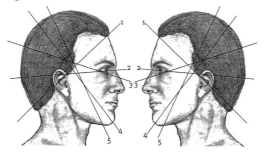

1. Liebesachse: Träger der 7 + 2 Gelenksymbole und Reflexpunkte der Symbole.

2. Konzentrationsachse: Träger der 7 + 2 Organsymbole und Reflexpunkte der Symbole.

3. Tätigkeitsachse: Träger der 7 + 2 Symbole des Lymph- und Immunsystems und Reflexpunkte der Symbole.

4. Willensachse: Träger der 7 + 2 Symbole des zentralen und autonomen Nervensystems und Reflexpunkte der Symbole.

5. Festigkeitsachse: Träger der 7 + 2 Symbole des endokrinen Nervensystems und Reflexpunkte der Symbole.

Die Symbolpunkte auf der sozialen Achse nach Huter (Liebesachse)

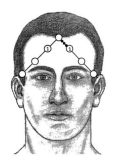

1. Schultergelenk

Lage: Ca. drei Querfinger vom Ausgangspunkt am Haaransatz entfernt.

Indikationen:

Linkes Schultergelenk: Emotionale Blockierung nach innen. Besondere Bedeutung liegt darin, etwas nicht annehmen zu können.

Rechtes Schultergelenk: Intellektuelle Blockade nach außen. Besondere Bedeutung liegt darin, nicht geben zu können.

Auswirkungen liegen im oberen und unteren Bereich des beweglichen Skeletts (Clavicula, HWS, BWS, Ellbogen, Hand, Finger).

Die Grundsymbolik erzeugt Ängste (vorne) und seelische Blockierung in bezug auf die Verhärtung der Persönlichkeit (hinten). Hinzu kommt die Starre des Schulterblattes, wo wir das Symbol der »Entfaltung« oder des »Beflügeltseins« finden. Die negative Symbolik verhindert die Entwicklung der Wesenheit nach vorne. Die Erstarrung im Schultergelenk hat immer wechselnden Bezug zum bzw. vom Nacken.

Zusammenhang: Die nach oben gerichteten Arme, der erhobene Kopf und der nach oben gerichtete Blick. Weitere Auswirkungen: Sterno-Clavicular-Gelenk, Brustwirbelsäule – damit Geradestehen, tiefes Atmen –, Vertrauen nach innen und außen. Aufgerichtet (BWS ohne Buckel), aufrichtig sein.

Farben: Alle drei Graunuancen, Rosé und Türkis. Bei Schmerzen auch IR. Vorher Akupunktur oder piezoelektrische Impulse.

Die neun Symbolpunkte auf der Tätigkeitsachse nach Huter

Zuordnung Lymph- und Immunsystem

6 Grundlagen der Pathophysiognomik nach Ferronato

Ich möchte den Begründer der Pathophysiognomik hier zu der Frage »Was ist Pathophysiognomik?« zitieren: »Physiognomik als Inbegriff aller Erscheinungsformen eines lebenden Individuums besteht seit Menschengedenken. Seit jeher haben Tiere und später auch die Menschen durch ihre äußere Erscheinung Angst, Sympathie, Angriffsbereitschaft oder Gleichgültigkeit angezeigt. Seit jeher hat sich Außergewöhnliches von der Norm unterschieden. Seit jeher haben Menschen herauszufinden versucht, warum bei abnormem Verhalten eines Menschen auch dessen äußere Erscheinung im Ganzen oder in Einzelteilen nicht der Norm entsprach. Aus den so gewonnenen Erkenntnissen heraus wurde schließlich versucht, von nicht normkonformen Erscheinungen des Äußeren Rückschlüsse auf die Gesundheit und das Verhalten zu ziehen. Dies war überhaupt der Anfang der Physiognomik.«

Die Pathophysiognomik stellt eine Diagnosehilfe dar und ist keine Therapie. Sie hilft, schneller und gezielter zu einem Befund zu kommen. Mit ihrer Hilfe läßt sich selbstverständlich auch der Therapieverlauf besser und effektiver überwachen und damit natürlich am Gesicht ablesen. Bei einer guten Therapie sind die Zeichen im Gesicht relativ schnell wieder beim Normalzustand angelangt. Ganz zu schweigen von den Kosten, die durch den reduzierten Einsatz von Geräten und Analysen niedriger werden und dann vielleicht dem Patienten in Form von Gesprächen zugute kommen können.

Klinische Übereinstimmung Natale Ferronato ist derjenige, der den Begriff Pathophysiognomik begründet und die dargestellten pathophysiognomischen Zeichen im Gesicht während der letzten 50 Jahre röntgenologisch und labordiagnostisch überprüft und in seinem Atlas über Pathophysiognomik aufgezeigt und beschrieben hat. Die Übereinstimmung mit den klinischen Befunden war bis fast 100% identisch oder hat sich später bestätigt.

Farbveränderungen im Gesicht

Die Normstruktur und die Normfarbe der Gesichtshaut richten sich nach der Rasse, dem Alter und dem Gesundheitszustand des zu betrachtenden Menschen.

Färbungen der Haut nach Ferronato

Weiß	Insuffizienz
Gelb	Leberstörung, bakterielle Pathologie
Orange	Leberstörung, virale Pathologie
Hellbraun	Degeneration 1. Grades
Braun	Degeneration 2. Grades
Grau	Degeneration 3. Grades
Rot	Entzündung
Rot/Violett am Kinn	virale Toxikose
Grün	Vergiftung durch gewisse Chemikalien
Blau	vegetative Dystonie

Sind die einzelnen pathologischen Farben nicht mehr erkennbar (besonders im Bereich der Wangen), sondern nur noch eine schmutzig anmutende Mischfarbe, so haben wir es mit größeren Stoffwechselstörungen zu tun, bis hin zu Präkanzerosen und Krebs.

Bevor aber hierzu eine Aussage gemacht wird, muß dies gründlich labortechnisch abgeklärt werden. Und bevor der Laie hier eine Aussage trifft, sollte er dies vom Arzt oder Heilpraktiker abklären lassen. Denn eine Fehldiagnose schwerer Krankheitsbilder kann immense psychische Probleme aufwerfen; hier muß man also besonders achtsam sein!

Brand- und sonstige Narben, Ekzeme, Herpes etc. werden pathophysiognomisch nicht berücksichtigt, müssen aber im Bereich Krankheit, als Sprache der Seele, immer in Betracht gezogen werden.

Schwellungen der einzelnen Zonen sind Stauungen in den entsprechenden Organen. Bei rötlicher Färbung derselben liegt eine Entzündung vor. Bei ganz weißem Gewebe handelt es sich um eine Unterfunktion.

Schwellungen

Gewebe-
einziehungen

Bei Gewebeeinziehungen der Hautzone liegt eine degenerative Funktion (Unterfunktion) vor. Das kann bis zum Zellverfall gehen.

Äderchen sind lokale Zeichen meist entzündlicher oder chronischer Stauungen bzw. Erweiterung von Venen, die keine pathophysiognomischen Rückschlüsse zulassen. Bedeutung erhalten sie jedoch bei den Bronchialzonen und über der Herzzone.

Das Studium der Pathophysiognomik ist nur dann sinnvoll, wenn Sie die Funktion und die Organe des menschlichen Körpers einigermaßen kennen.

7 Behandlungsmethoden der einzelnen Naturelle

Für Huter gab es keine guten oder schlechten, keine natürlichen oder unnatürlichen Heilmittel, sondern nur im einzelnen Fall zweckmäßige oder unzweckmäßige Heilmittel.

Deshalb sollte es auch kein Gegeneinander der Schulmedizin und der Naturheilkunde geben, sondern ein Miteinander für den Patienten. Das muß das Ziel der nächsten Jahre sein.

Huter arbeitete mit viel Licht, Luft, Farbe, Bewegung, Helioda, geistigem Heilen, Ernährung, Tönen – also mit Methoden, die heute einen immer größeren Raum in der Krankenbehandlung einnehmen.

Sonderfall Kinder

All das bis jetzt Gesagte muß bei Kindern bis zu ca. 14 Jahren viel genauer betrachtet werden. Bei ihnen befinden sich das Gewebe und all die Strukturen in einem immensen Wandlungsprozeß. Hier wirkt sich Krankheit, Gesundheit viel schneller und intensiver aus als bei ausgewachsenen Menschen. Bei Kindern ist natürlich die Wirkung von Medikamenten, ob nun Antibiotika oder Homöopathika, von Licht, Luft usw. viel intensiver, d.h. Kinder sollten, außer in Notfällen, soweit als möglich mit sanften Heilmethoden behandelt werden.

Als erster Schritt zur Gesundheit von Kindern sollte der seelischen Seite viel mehr Beachtung geschenkt werden. Danach folgt die Ernährung, die immer vollwertig sein soll; denn wenn Sie z.B. ein Auto mit Benzinmotor fahren, tanken Sie ja auch keinen Dieselkraftstoff, denn damit wird das Fahrzeug bestimmt an der nächsten Ecke stehen bleiben. Die meisten Menschen verhalten sich aber vergleichsweise falsch, und das über Jahrzehnte hinweg, und die Kinder übernehmen die gleiche Verhaltensweise.

Ein weiterer wichtiger Faktor ist das Verhalten des Naturells des Kindes oder der Kinder zu den Naturellen der Eltern. Bitte beachten

Kind- und Eltern-Naturell

Sie hierzu die Beschreibungen der einzelnen Naturelle – welche großen Unterschiede sich da aufzeigen können, aber auch, wieviel Ergänzung und Erweiterung sich daraus entwickeln können. Dies sollte von achtsamen und verantwortungsbewußten Eltern ganz besonders berücksichtigt werden; denn Gesundheit beinhaltet auch das Zusammenleben innerhalb einer Familie.

Ich stelle in meinen Seminaren mit Kindern und Eltern immer wieder fest, wie wenig Wissen über diese Zusammenhänge besteht. Aber dies liegt mit an den Prioritäten, die wir als Gesellschaft setzen. Es sind viele andere Dinge wie Karriere und Geld wichtiger als das seelische Befinden unserer Kinder: Beispielsweise ist wichtig ihr Outfit oder ob sie gut in der Schule sind usw. Danach wird dann vielleicht nach dem inneren Befinden des Kindes gefragt.

!● Aber schauen Sie Ihren Kindern ins Gesicht, und Sie sehen, was mit ihnen los ist. Beachten Sie mal einige Zeit die Sprache ihrer Augen und ihres Gesichts und sie werden staunen, daß Sie in ganz kurzer Zeit Ihre Kinder viel besser begreifen und verstehen können. Vor allen Dingen können und werden Sie für sich selbst immes viel lernen, denn sie sind ihr Spiegel, wie es umgekehrt natürlich auch ist.

Bitte probieren Sie es einfach mal aus, danach gibt es eine ganz andere Qualität des Erziehens; denn die Eltern haben hier auf der Erde auch von ihren Kindern zu lernen. Die Kinder gehören niemandem; sie gehören nur sich selbst, was nicht heißt, daß wir bis zu einem bestimmten Alter die Verantwortung für ihr seelisches und körperliches Wohlbefinden haben und uns daraus auch nicht zurückziehen dürfen.

Bei den nun folgenden Bildern können Sie den Unterschied von Kindern zu Erwachsenen gut sehen, denn die Gewebestrahlungen sind viel feiner und oft intensiver als bei Erwachsenen. Diesen Unterschied kann man relativ schnell mit ein wenig Übung erkennen. Wenn Sie Kinder haben, machen Sie einfach mal den Versuch, ihrem Kind eine freudige Überraschung zu bereiten. Schauen Sie dann genau in sein Gesicht und seine Augen Sie werden darin eine starke Veränderung der Strahlung erkennen können.

Nun möchte ich Ihnen die Begründer verschiedener Behandlungsmethoden vorstellen, und zwar im Hinblick auf die Naturelle. Sie werden schnell erkennen, zu welchem Naturell sie sich hingezogen fühlen und damit welche Behandlungsmethode bei ihnen wahrscheinlich den besten Erfolg zeigen wird. Jeder der Begründer hat seine ihm und daraus resultierend seinem Naturell eigene Methode

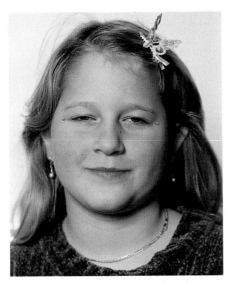

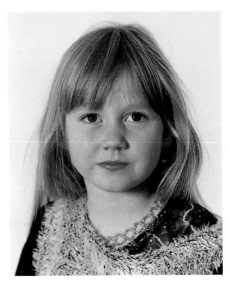

Gesundes Mädchen mit sehr guter Gewebestrahlung Helioda mit Od, im Empfindungs-Ernährungs-Naturell.

Mädchen mit dem helleren Gewebe des Empfindungs-naturells mit Anklang an Ernährung.

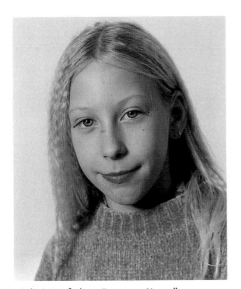

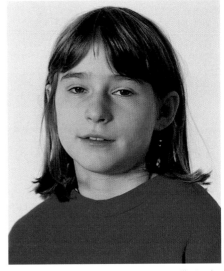

Kind mit Empfindungs-Bewegungs-Naturell.

Mädchen im Empfindungs-Bewegungs-Naturell mit sehr blasser Hautfarbe: Kreislaufprobleme.

entwickelt und mit großem Erfolg angewendet. Hier erfahren wir die Bestätigung, daß es notwendig ist, bei jeder Diagnose das Naturell des Menschen als einen nicht zu unterschätzenden Faktor in Betracht zu ziehen, um Heilung zu ermöglichen.

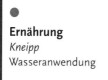 Ernährung	Bewegung	Empfindung	Harmonie
Kneipp	*Schroth*	*Hahnemann*	*Prießnitz*
Wasseranwendung	Schrothkur	Homöopathie	Alle natürlichen Heilfaktoren

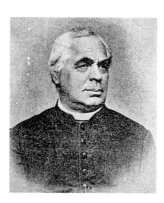

Pfarrer Sebastian Kneipp aus Wörishofen, Begründer der Kneippkur. Kneipp liegt im Ernährungsnaturell. Alle Menschen im gleichen Typus reagieren gut auf die Kneippkur.

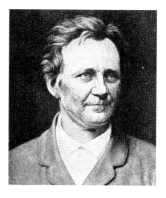

Vincenz Prießnitz, Begründer der Naturheilkunde, liegt im harmonischen Naturell. Bei seiner Heilmethode werden alle natürlichen Heilfaktoren, Licht, Luft, Wasser, Diät, Massage usw., in verbindener Weise zur Behandlung herangezogen.

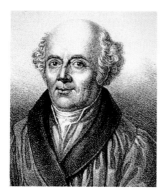

Samuel Hahnemann, der weltbekannte Begründer der Homöopathie, liegt im Empfindungsnaturell.

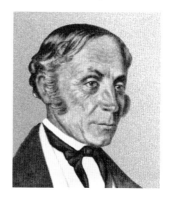

Bauer Johann Schroth, Begründer der bekannten Schrothkur, lag im Bewegungsnaturell.

8 Krankheitszeichen nach Ferronato

Krankheitszeichen des Herzens

Die Form der Nasolabialfalte

Nicht jeder Mensch hat eine ausgeprägte Nasolabialfalte. Fehlt diese Falte, so bedeutet dies keineswegs, daß das Herz krank ist, sondern nur, daß es im Vergleich zum Körper nicht dieselbe Leistungsfähigkeit besitzt. Ein kontinuierliches Training des Körpers, ohne ihm Höchstleistungen abzufordern, wird dieses Herz stärken und sehr lange leistungsfähig halten.

Die Normform der Nasolabialfalte ist, wie die Zeichnungen zeigen, ein spitzes V, oben an der Nase beginnend. Die Erweiterung der Spitze zu breiteren Talformen und die Erweiterung der ganzen Falte oder nur von Teilstücken lassen erkennen, daß das Herz überfordert wurde und nicht mehr voll leistungsfähig ist.

Eine ruhigere Gangart und eine entsprechende Therapie sind hier nötig. Der erworbene Herzschaden ist gekennzeichnet durch abweichende Fältchen, je nach der im Herzen betroffenen Stelle; er zeigt sich jedoch meist in dem Gesichtsbereich, der Aussagen über die jeweiligen Klappen zuläßt. Der angeborene Herzschaden (an den Klappen) zeigt sich meist durch ein geometrisches Zeichen auf der Höhe der Herzklappen (meistens ein Rhombus).

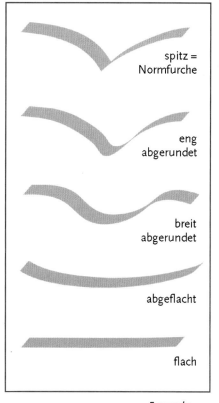

spitz = Normfurche

eng abgerundet

breit abgerundet

abgeflacht

flach

Formen der Nasolabialfalte

Nun noch ein sehr wichtiges Zeichen an der Nasolabialfalte (Herzlinie): die Färbung der Haut in diesem Bereich. Die Farbe Rot entspricht einer Entzündung. Bleiche Hautfarbe zeigt starke Ermüdung

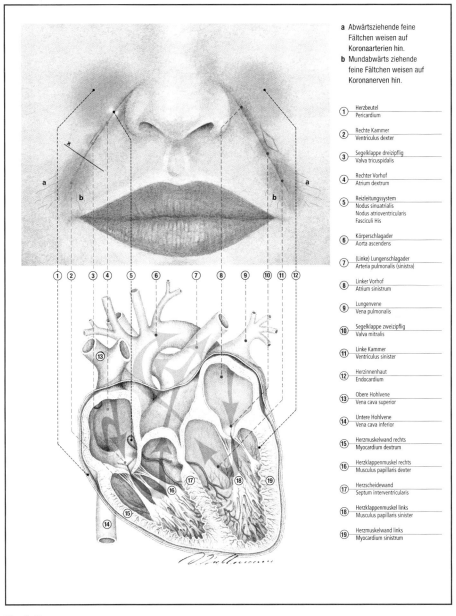

a Abwärtsziehende feine
   Fältchen weisen auf
   Koronaarterien hin.
b Mundabwärts ziehende
   feine Fältchen weisen auf
   Koronanerven hin.

① Herzbeutel
   Pericardium

② Rechte Kammer
   Ventriculus dexter

③ Segelklappe dreizipflig
   Valva tricuspidalis

④ Rechter Vorhof
   Atrium dextrum

⑤ Reizleitungssystem
   Nodus sinuatrialis
   Nodus atrioventricularis
   Fasciculi His

⑥ Körperschlagader
   Aorta ascendens

⑦ (Linke) Lungenschlagader
   Arteria pulmonalis (sinistra)

⑧ Linker Vorhof
   Atrium sinistrum

⑨ Lungenvene
   Vena pulmonalis

⑩ Segelklappe zweizipflig
   Valva mitralis

⑪ Linke Kammer
   Ventriculus sinister

⑫ Herzinnenhaut
   Endocardium

⑬ Obere Hohlvene
   Vena cava superior

⑭ Untere Hohlvene
   Vena cava inferior

⑮ Herzmuskelwand rechts
   Myocardium dextrum

⑯ Herzklappenmuskel rechts
   Musculus papillaris dexter

⑰ Herzscheidewand
   Septum interventricularis

⑱ Herzklappenmuskel links
   Musculus papillaris sinister

⑲ Herzmuskelwand links
   Myocardium sinistrum

*Was die Herz-
linie (Nasolabial-
falte) aussagt*

an (das entspricht der Farbe eines ferienreifen Menschen), Insuffizienz, aber auch zu geringen Sauerstoffpartialdruck in den Arterien. In letzterem Fall muß man abklären, ob Sauerstoffzufuhr oder Ruhe genügt oder ob bereits medikamentös behandelt werden muß.

Die Nasolabialfalte kann sich sofort nach Einnahme sehr starker Mittel (z.B. stark cortisonhaltiger) verändern. Bei zeitlich langen Gaben von beispielsweise Cortison schwillt der Bereich neben der Herzlinie stark an. Auch Drogenkonsum ist für den Fachmann in diesem Bereich sehr gut zu erkennen; das erfordert aber einige Übung.

Krankheitszeichen der Lunge

Eine käsige Farbe im Bereich der Nasolabialfalte deutet auf ein krankhafte Struktur hin, beispielsweise auf eine schleichende Tuberkulose oder sonstige kalt ablaufende Lungenkrankheiten. Hier herrscht eine mindestens eingeschränkte Gasaustauschfähigkeit vor.

Alte Bronchitiden weisen sich durch eine eher violette bis bräunlich-violette Farbe in der Nasenfalte aus. Diese Farbe bleibt bestehen, auch wenn der Betroffene längst nichts mehr verspürt. Eine akute Bronchitis zeigt sich hellrot, chronische dunkelrot.

Bei Schnupfen wird das ganze untere Nasengebiet rosarot; diese Färbung verschwindet nach der Abheilung wieder. Dasselbe gilt für die Lungen bei Entzündungen. Die käsige Farbe und Struktur sind allerdings wichtiger als die rote Farbe.

Bei Lungenentzündungen gibt es keine Erkennungsprobleme, wohl aber bei schleichender Tuberkulose oder sonstigen kalt ablaufenden Lungenleiden.

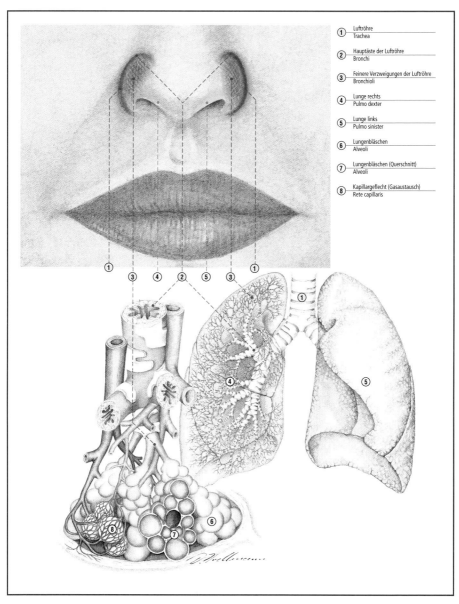

①	Luftröhre Trachea
②	Hauptäste der Luftröhre Bronchi
③	Feinere Verzweigungen der Luftröhre Bronchioli
④	Lunge rechts Pulmo dexter
⑤	Lunge links Pulmo sinister
⑥	Lungenbläschen Alveoli
⑦	Lungenbläschen (Querschnitt) Alveoli
⑧	Kapillargeflecht (Gasaustausch) Rete capillaris

*Visuelle Diagno-
stik bezüglich
Lungen und
Bronchien*

Krankheitszeichen der Verdauungsorgane

Das Verdauungssystem beginnt beim Mund. Es ist daher naheliegend, am Mund und um ihn herum nach einer Verbindung zwischen Gesicht und Verdauungsorganen zu suchen.

Der Magen stellt sich im Gesicht zweiteilig dar: auf der einen Seite rechts im Gesicht (im Bild links) die kleine Krümmung, links im Gesicht (im Bild rechts) die große Krümmung des Magens.

Die Lippen als die äußeren Areale des Mundes sind im Verhältnis zu den jeweiligen Gesichtern unterschiedlich groß, haben aber im gesunden Körper eines gemeinsam: Sie sind oben und unten gleichfarbig rot, ohne zu glänzen; sie haben feine, senkrecht verlaufende Linien, und sie sind oben wie unten durch eine klare abgrenzende Linie von der umgebenden Gesichtshaut abgehoben.

Wenn beispielsweise die obere Lippe hell ist und einen leichten Grauton aufweist, die untere aber bläulichrot erscheint, dann ist die Darmflora bereits stark beeinträchtigt. Hauptgrund für diese Störung sind alle Darmgifte inklusive bestimmter Medikamente. Für alle anderen Bereiche gilt die Beschreibung der einzelnen Hautverfärbungen. Jede von der gesunden Norm abweichende Veränderung dieser Areale entspricht einer Veränderung im Stoffwechselablauf der entsprechenden Gewebe.

Darmflora

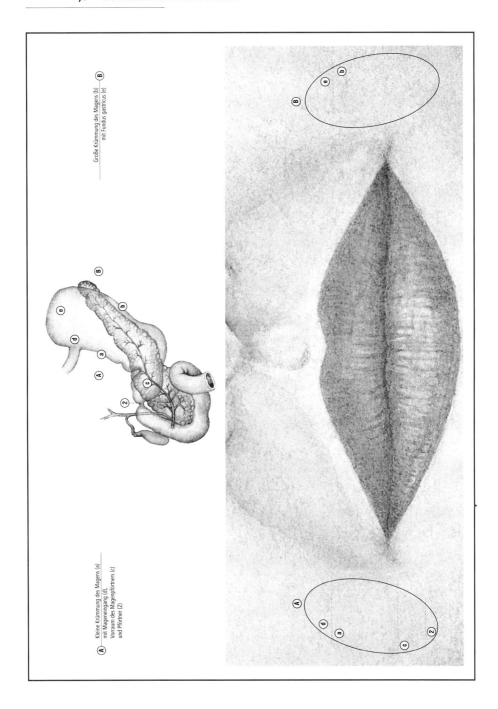

Große Krümmung des Magens (b)
mit Fundus gastricus (e)

Kleine Krümmung des Magens (a)
mit Mageneingang (d),
Vorraum des Magenpförtners (c)
und Pförtner (2)

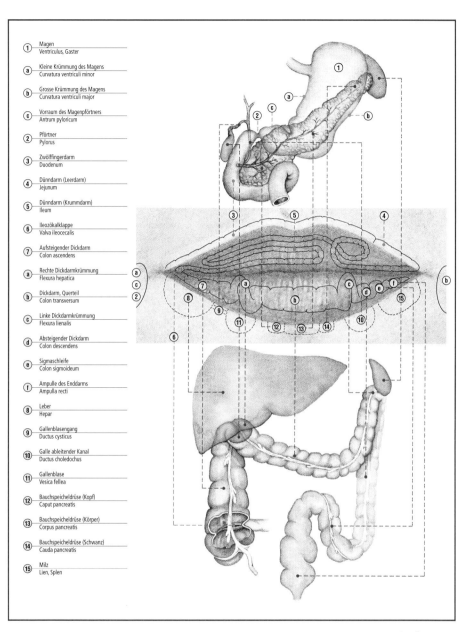

①	Magen Ventriculus, Gaster
ⓐ	Kleine Krümmung des Magens Curvatura ventriculi minor
ⓑ	Grosse Krümmung des Magens Curvatura ventriculi major
ⓒ	Vorraum des Magenpförtners Antrum pyloricum
②	Pförtner Pylorus
③	Zwölffingerdarm Duodenum
④	Dünndarm (Leerdarm) Jejunum
⑤	Dünndarm (Krummdarm) Ileum
⑥	Ileozökalklappe Valva ileocecalis
⑦	Aufsteigender Dickdarm Colon ascendens
ⓐ	Rechte Dickdarmkrümmung Flexura hepatica
ⓑ	Dickdarm, Querteil Colon transversum
ⓒ	Linke Dickdarmkrümmung Flexura lienalis
ⓓ	Absteigender Dickdarm Colon descendens
ⓔ	Sigmaschleife Colon sigmoideum
ⓕ	Ampulle des Enddarms Ampulla recti
⑧	Leber Hepar
⑨	Gallenblasengang Ductus cysticus
⑩	Galle ableitender Kanal Ductus choledochus
⑪	Gallenblase Vesica fellea
⑫	Bauchspeicheldrüse (Kopf) Caput pancreatis
⑬	Bauchspeicheldrüse (Körper) Corpus pancreatis
⑭	Bauchspeicheldrüse (Schwanz) Cauda pancreatis
⑮	Milz Lien, Splen

Visuelle Diagnostik im Hinblick auf den Darm

Peter Mandel hat außer den Achsen n. C. Huter auch die Patho-physiognomischen Zeichen nach Natale Ferronato untersucht, seine Erfahrungen bestätigt und in die Farbpunktur mit einbezogen. Nach-folgend sind bestimmte Areale aufgezeigt, z.B. wie der Magen behandelt werden kann.

Die Behandlungen in dieser Form werden, seit ca. 1 Jahr, im Mandel Institut in Bruchsal sehr erfolgreich angewendet.

Die Projektion nach Natale Ferronato

In der Lippenpartie zeigen sich Projektionen von Dünn- und Dick-darm. Leber, Gallenblase und Bauchspeicheldrüse haben hier ebenso ihren Platz wie der Magen und die Milz. Die Reaktions-zonen des Darms liegen zum Beispiel direkt an der Lippenbegren-zung und haben eine Affinität zu Ultraviolett und Infrarot – sowohl oben als auch unten. Die Lippen selbst sind der Farbe Türkis zuge-ordnet. Die Reflexbereiche von Magen, Leber, Gallenblase, Bauch-speicheldrüse und Milz sind von der Lippengrenze abgesetzt.

Die zehn »Perlen« des Dünn- und Dickdarms

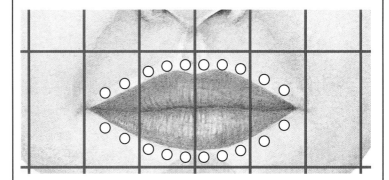

Die zehn »Perlen« der Ober- und Unterlippe haben eine klare Zu-ordnung zu den ultravioletten Frequenzen. Mitunter muß man je-doch – besonders im Krankheitsfall – die Infrarot-Bestrahlung mit einsetzen.

9 Streßfalte am Ohrläppchen, Ruhe- und Schlafzeichen am Kopf

Die Streßfalte am Ohrläppchen

> Das Ohrläppchen der Menschen zeigt die Säftebildung. Ein
> dickes, volles Ohrläppchen weist auf eine gute Blut- und Säfte-
> bildung sowie ein intaktes Immunsystem hin.

Eine Untersuchung in den 70er Jahren des letzten Jahrhunderts von
Ärzten der amerikanischen Mayo-Klinik ergab: Eine Falte, die von der
untersten Ecke der Ohröffnung ausgeht und sich quer über das Ohrläppchen erstreckt, dürfte – zusammen mit anderen Symptomen –
ein deutlicher Hinweis auf die Erkrankung der Herzkranzarterien   Koronarien
sein.
 Dicke Ohrläppchen zeigen eine starke Säftebildung und starke Regenerationskraft an, dünne Ohrläppchen schwache Säftebildung; die
Stoffe und Kräfte solch eines Menschen erschöpfen sich eher, und es
fällt schwer, wieder entsprechende Reserven aufzubauen.

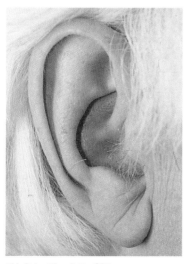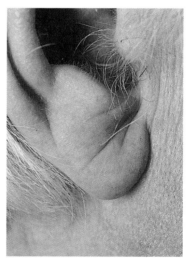

Abb. links: Ohr mit Streßfalte
Abb. rechts: Dieses kräftige Ohrläppchen läßt trotz der Streßfalte eine gute und schnelle Regenera-
tionskraft erkennen. Die Streßfalte kann sich bei einigen Tagen Erholung relativ schnell wieder auf-
lösen.

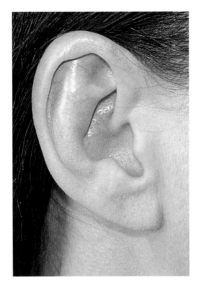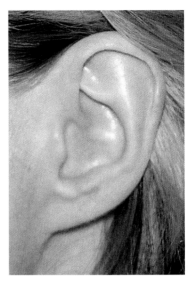

Abb. links: Das mittlere Ohrläppchen deutet auf mittelmäßige Erholungsfähigkeit bei Infektionen hin.

Abb. rechts: Dieses sehr kleine und wenig ausgeprägte Ohrläppchen zeigt eine schwache Säfte-bildung; die Stoffe und Kräfte erschöpfen sich sehr rasch. Es fällt schwer, wieder entsprechende Reserven aufzubauen. Diese Form weist auch auf eine eingeschränkte Regenerations- und Widerstandskraft bei Krankheiten hin. Ferner läßt sie ein sehr empfindlich reagierendes Lymphsystem erkennen. Vorsicht bei Infekten aller Art! Hier sollte immer mit Lymphmitteln unterstützt werden, um in Zeiten größerer Infektionsanfälligkeit, etwa im Herbst und Winter, das Immunsystem zu stärken.

Zeichen an den Schläfen für Ruhe und Schlaf

Jetzt zu den beiden Zeichen, die am Kopf für Ruhe und Schlaf stehen. Diese sind für eine schnelle und tiefgreifende Gesundung sehr wichtig, denn wenn der Mensch über längere Zeit keinen ausreichenden Schlaf, ebenso auch keine innere Ruhe findet, dann können die einzelnen Therapien nur begrenzt Heilung bringen. Es ist also von größerer Wichtigkeit, daß diese Bereiche nicht zu stark belastet, d.h. nicht zu sehr eingefallen sind.

Grundsätzlich gilt: Ist das Schläfenareal nach außen gespannt, so kann man davon ausgehen, daß viel Energie in diesem Bereich vorhanden ist. Bei eingefallenen Schläfen ist zu wenig Energie da, und der Säfteverbrauch im Gehirn ist zu groß. Der Mensch kann sich nicht mehr tief genug erholen.

An der linken Schläfenseite erkennt man die innere Ruhe, an der rechten den Schlaf, d.h. wie gut sich der Betreffende im Schlaf erholen kann. Die Ursachen für Schlaflosigkeit oder nur wenig tiefen Schlaf können vielfältiger Art sein: z.B. Störungen durch Lärm, Störzonen im Schlafbereich oder Medikamente. Dies muß eindeutig abgeklärt werden, damit Abhilfe geschaffen werden kann. Hier gilt es natürlich auch, die Färbung der Haut zu beachten – wie in allen Bereichen der Pathophysiognomik.

Schlaflosigkeit

Bei den beiden Bildern hierzu werden lediglich die Areale für Ruhe und Schlaf gezeigt. Lassen Sie sich nicht von der Vielzahl der Eintragungen irritieren! Grundsätzlich gilt in der Psycho-Physiognomik: Die linke Seite des Menschen stellt das innere, weibliche, aufnehmende Venusprinzip, die rechte Seite das äußere, männliche, aktive Marsprinzip dar. Die beiden Energien sind nicht als bewertend zu be-

Venus- und Marsprinzip

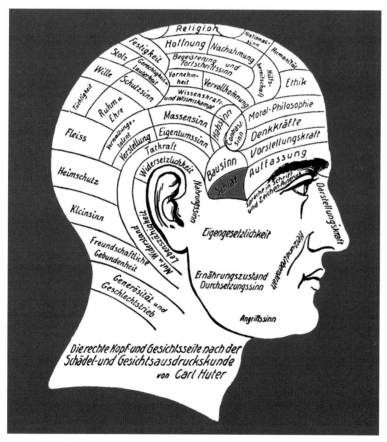

Die rechte Kopfseite. Orange steht für Schlaf, Blau für Ruhe.

Aus eigener Kraft von Pinsel und Palette Seite 218, Armenius Verlag Leipzig 1911

*Die linke
Kopfseite.*

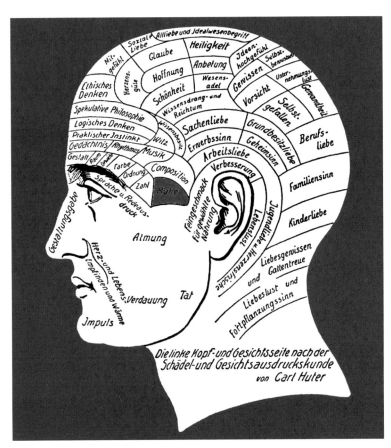

Aus eigener Kraft von Pinsel und Palette Seite 218, Armenius Verlag Leipzig 1911

trachten, sondern sind immer gleichermaßen gültige Prinzipien (d.h. keines ist besser oder schlechter), ohne die es kein Leben auf diesem Planeten geben würde, ebenso keinen wirklichen Fortschritt.

■ Zur Bestätigung der Pathophysiognomik sei noch eine andere Diagnosemöglichkeit aufgezeigt: die Energetische Terminalpunkt-Diagnose (ETD) nach Peter Mandel. Es handelt sich um Zeichen an der Herzlinie, die die ETD, auch Kirlianfotografie genannt, in ihrer Bedeutung bestätigt. Diese Methode wird nicht beschrieben, sondern dazu finden Sie nur eine Zeichnung, die angibt, wo welche Organe sichtbar sind. Genaueres würde den Rahmen des Ratgebers sprengen. Es sei auf die weiterführende Literatur verwiesen.

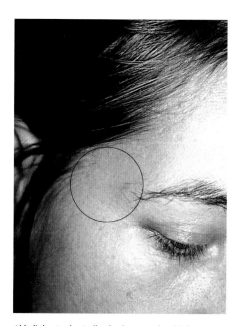 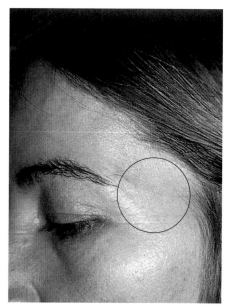

Abb. links: An der Stelle, die den Bereich Schlaf zeigt, besteht es eine Einbuchtung. Das bedeutet: Es fehlt die Tiefe des Schlafs, oder es wird zu wenig geschlafen. Ferner sollte überprüft werden, ob Störungen von außen (Elektrosmog und sonstige Störfelder) einwirken oder innerlich ein seelisches Problem vorliegt.

Abb. rechts: Die linke Seite zeigt eine Einbuchtung an der Stelle, die das Areal für Ruhe darstellt. Es fehlt hier an der inneren Ruhe. Der Gehirnsäfteverbrauch ist momentan sehr stark. Es mangelt an Zeit, sich richtig von inneren und äußeren Beanspruchungen zu erholen. Diese Konstellation führt zu einer gewissen Unruhe im Tun und Denken. Hier wären Meditation und gleichzeitig Bewegung des Körpers (Yoga, Schwimmen, leichte Gymnastik) sowie Vollwerternährung angezeigt. Kein Alkohol! Diese Übungen sind auch bei Mangel an Schlaf anzuwenden.

10 Weitere Fotos zum praktischen Üben

Fotografie einer 28jährigen Frau mit Herzbeschwerden.

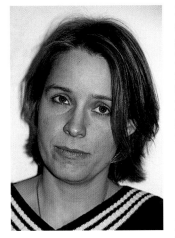

In der Folge besprechen wir zunächst ein zum Zeitpunkt der Aufnahme bestehendes Rhombuszeichen auf der Herzlinie einer 28jährigen Frau, die über Schmerzen hinter dem Brustbein klagte. Im Mandel-Institut in Bruchsal wurde ein Kirlianbild angefertigt, das folgende Diagnose ergab: Die Abflachung am linken kleinen Finger zeigt den Abflußbereich des Herzens und hier einen Lymphstau. Die Abflachung im rechten kleinen Finger zeigt den Herzkammerbereich; eventuell arbeitet hier der Herzmuskel zu schwach, die Kammerfüllung kann zu gering sein. Die junge Frau wurde im Institut mit Ginseng und Farbpunktur behandelt. Die Schmerzen verschwanden nach wenigen Tagen.

Kirlianbild einer Patientin (Fingerkuppen und Zehen).

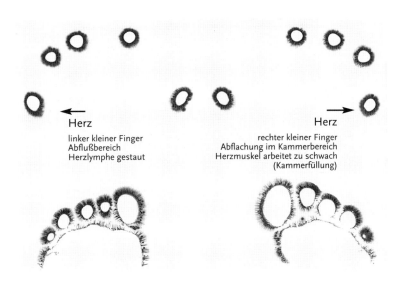

Herz
linker kleiner Finger
Abflußbereich
Herzlymphe gestaut

Herz
rechter kleiner Finger
Abflachung im Kammerbereich
Herzmuskel arbeitet zu schwach
(Kammerfüllung)

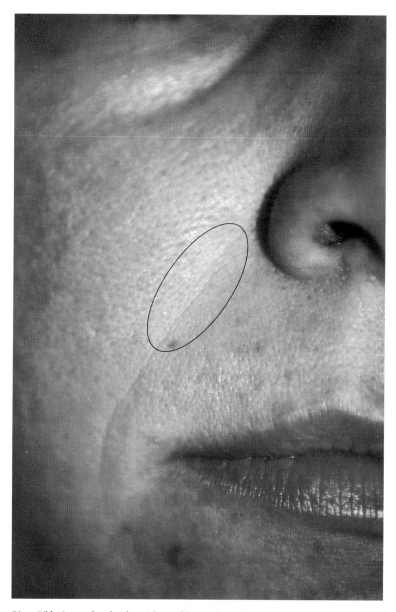

Dieses Bild zeigt gut das Rhombuszeichen auf der Herzlinie, also eine Störung des Herzens im Kammerbereich (s. Fotografie der 28jährigen Frau auf Seite 86).

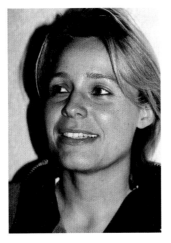

Die Aufnahme zeigt das Kirlianbild und das Foto der Nasalobialfalte nach 2 Jahren. Die Behandlung erfolgte mit Ginseng.

Der Hauptfaktor der wesentlichen Besserung, war doch der seelische Bereich, denn sie konnte sich aus dem sehr stressigen Praxisbetrieb in die eigene Praxis zurückziehen, damit war es möglich den Streß soweit zu reduzieren, daß sich das Herz erholen konnte und damit eine Besserung der gesamten Konstitution und des Nervenpotentials möglich wurde. Sie hat natürlich, durch ihren Beruf als Heilpraktikerin, die Möglichkeit der konsequenten Behandlung der Störung durchzuführen.

Sichtbar ist die Lagune nach wie vor nur hat sie sich ein wenig geschlossen.

Es ist aber immer noch die Behandlung, mit Crataegus notwendig, damit das Herz und damit seine Funktionen gestärkt werden. Es ist wichtig, dass sie sich immer Phasen des Ausgleiches zugesteht.

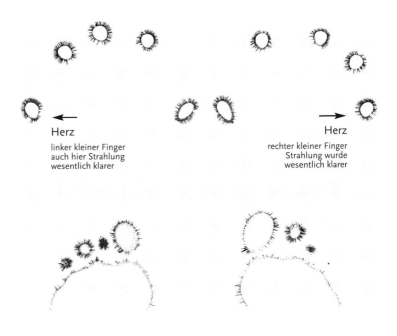

Herz

linker kleiner Finger
auch hier Strahlung
wesentlich klarer

Herz

rechter kleiner Finger
Strahlung wurde
wesentlich klarer

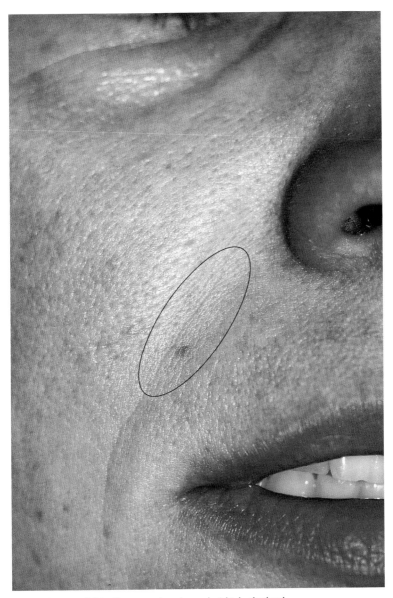

Die Linie ist wesentlich kräftiger geworden, aber noch nicht durchgehend

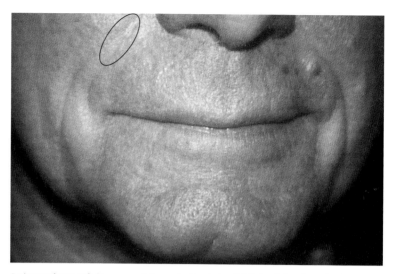

Patient nach Herzinfarkt vor ca. 14 Jahren mit rein schulmedizinischer Behandlung. Ernährung nur in begrenzter Form eingeschränkt, also Fleisch und normale Kost. Viel Bewegung durch Radfahren und Wandern. Sehr intensive Nachbehandlung seit Jahren. Immer wieder Untersuchungen mit Herzkatheter und medikamentöse Therapie (z.B. mit Marcumar). Die kräftige Konstitution (sichtbar u.a. an dem kräftigen Kinn) läßt das Bewegungsnaturell erkennen, weshalb die starken Medikamente über diesen lange Zeitraum auch relativ gut vertragen wurden.

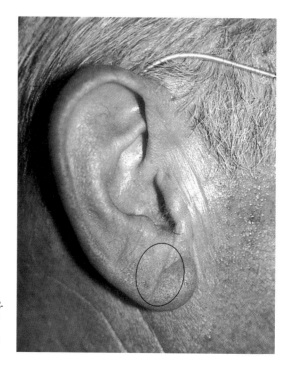

Das Ohr desselben Patienten weist eine Streß-falte auf – Zeichen für die Tendenz zum Herzinfarkt bzw. zu Störungen an den Herzkranzgefäßen.

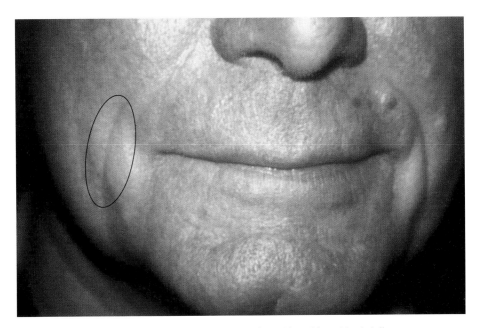

Der Magenbereich des Post-Infarkt-Patienten auf beiden Seiten des Gesichts zeichnet sich sehr hell ab. (Siehe die Beschreibung der Haufärbung weiter oben!) Es liegt also eine Unterfunktion des Magens vor, zurückzuführen auf die starken Medikamente, die über den langen Zeitraum von ungefähr 14 Jahren eingenommen werden mußten.

Die schwache Herzlinie dieser Patientin wirkt wie zerrissen. Die Frau wurde mit starken Asthmamitteln und Cortison in hohen Dosen behandelt.

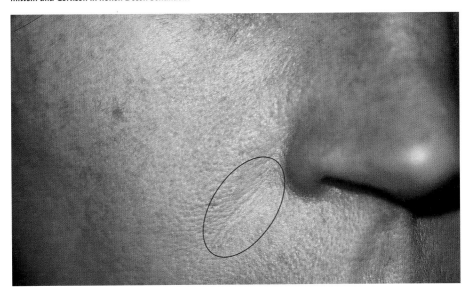

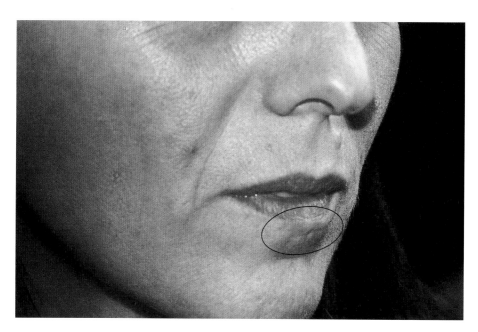

Dieses Bild zeigt den Bereich der Bauchspeicheldrüse (Kopf, Körper, Schwanz), der rot ist – Hinweis auf eine Störung im Bereich des Pankreas. Ferner ist der Bereich des Magens sehr hell – Zeichen für eine Unterfunktion dieses Organs.

Dieses Bild eines Mädchens zeigt Störungen im Dünn- und Dickdarmbereich an. Die Lippen sind sehr rot, schuppig und ohne Ränder; alles ist wie verschwommen.

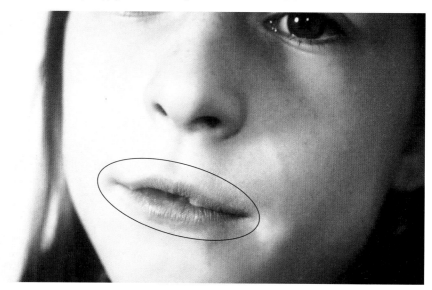

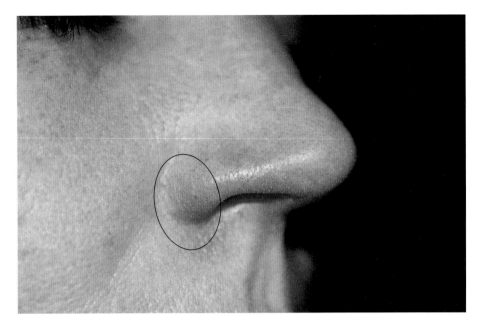

Dieses Foto vom Bereich der Bronchiolen läßt eine leichte Erkältung erkennen.

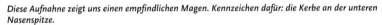

Diese Aufnahme zeigt uns einen empfindlichen Magen. Kennzeichen dafür: die Kerbe an der unteren Nasenspitze.

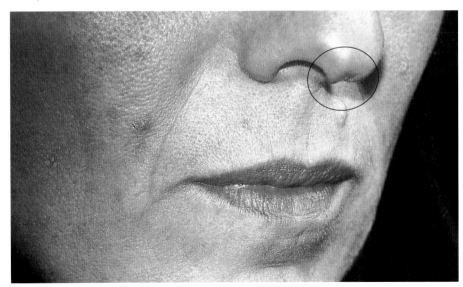

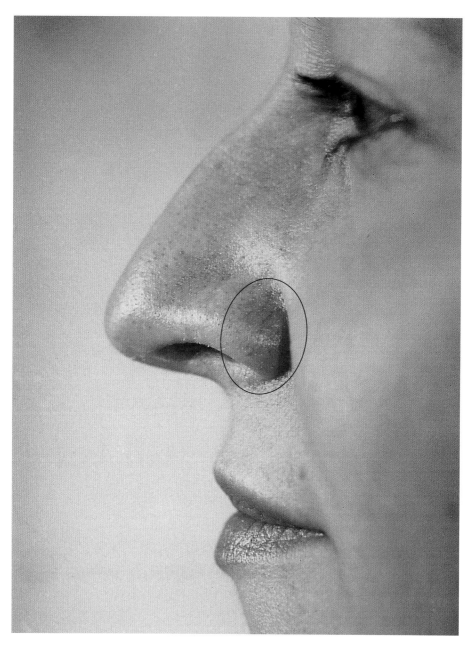

Bei dieser Patientin liegt eine leichte Erkältung vor, sichtbar im Bereich der Bronchiolen, der feinen Verzweigungen der Bronchien.

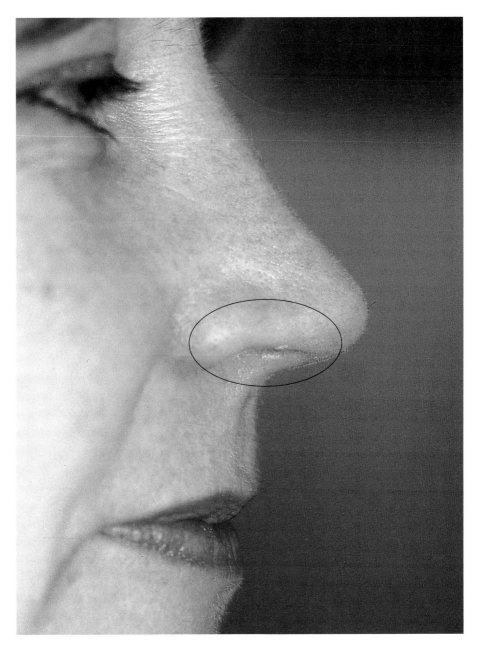

Ausgeheilte Tuberkulose-Erkrankung, was an der leicht käsig wirkenden Verfärbung des rechten Nasenflügels sichtbar ist.

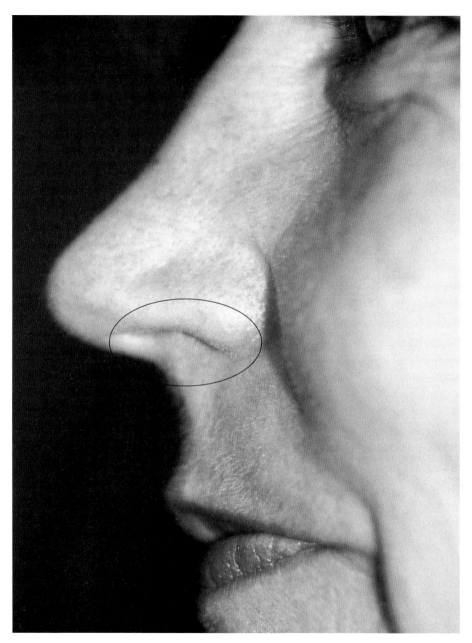

Bild der linken Nasenseite derselben Post-Tbc-Patientin. Die Zeichen treten hier nicht so stark hervor.

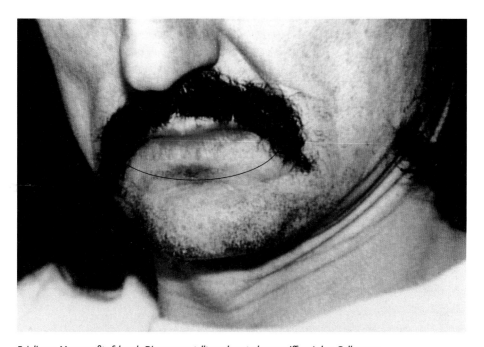

Bei diesem Mann mußte folgende Diagnose gestellt werden: stark angegriffene Leber, Gallengang und Milz durch Alkohol und Drogen bereits degenerativ belastet. Ferner ist der Dünn- und Dick-darm schwer belastet, zu sehen an der Ober- und Unterlippe, die keine Umrandung mehr auf-weisen.

11 Psychodontie

Psychodontie – Zähne im psycho-sozialen Kontext

Dr. phil. Dr. med. dent. Johannes Edelmann

Der moderne Mensch verlangt von seinen Zähnen mehr als beschwerdefreie Funktionalität. Zähne sind ihm darüber hinaus für sein Selbstverständnis und für sein Image äußerst wichtig. Die bisherige Zahnheilkunde einschließlich der biologischen, beschränkt sich auf rein kurative Behandlungen. Mit der PSYCHODONTIE wird erstmals die salutogene Seite des »Lebens mit den Zähnen« in den Mittelpunkt der Bemühungen gestellt. »Gesundsein ist eben nicht alles, (wenn auch ohne Gesundsein alles nichts ist.)«

Es geht nicht länger nur um rein re-konstruktive Maßnahmen, sondern um dental-ästhetische Wellnes im psycho-sozialen Kontext.

Da das Individuum mit seiner Psyche im Sozialen lebt und mit seinen Zähnen in zwischenmenschliche Interaktion tritt, (sprechen, lachen, küssen, erotische Signale, u.v.m.) könnte man sogar von »Sozio-Psychodontie« sprechen.

Wie fühle ich mich mit meinen Zähnen und wie wirke ich auf mein soziales Umfeld? Aussehen (Selfimage) und Ansehen (Image) werden durch die Zähne erheblich mitbestimmt.

Nicht nur Funktionalität und »kalte Asthetik«, sondern das subjektive Individuum mit seinen einmaligen Zähnen stehen im Brennpunkt des Interesses.

Lust und Leid, Schmerz und Freud erlebe ich nicht zuletzt auch mit meinen Zähnen. In der PSYCHODONTIE wird erkannt, daß der Zahn und die Persönlichkeit genauso ganzheitlich verknüpft sind, wie in der biologischen Zahnmedizin der Zahn mit Organ und Organismus.

Nach welchen Regeln ein psychodontisches Zahndesign von Frontzahnkronen, Veneers und plastischen Aufbauten erfolgt und wie dieses die Persönlichkeitssignale verändern, wird im Kurs vermittelt, so daß jeder Teilnehmer ein entsprechendes Rüstzeug für die direkte Umsetzung in seine Praxis mitnimmt.

Dieses »Feld« ist bisher »unbestellt« und eröffnet für den ganzheitlich tätigen Zahnarzt – auch betriebswirtschaftlich – völlig neue Patientenperspektiven. Der Zahnarzt, der sein Arzt-Sein der »Zahn-klempnerei« vorziehen möchte und der »Dental Coach« seiner Patienten sein möchte, erfährt hier seine Fortbildung.

Zum Autor

Dr. phil. Dr. med. dent. Johannes Edelmann, Jahrgang 1946, Approbation zum Zahnarzt 1970, Promotion zum Dr. med. dent. 1973 und Niederlassung als Zahnarzt, Post graduat studies Philosphie/Anthropologie/Systemlehre, Begründung einer sphärisch/holistischen Systemtheorie, Promotion 1991 zum Dr. phil., Eröffnung eines privatwissenschaftlichen Institutes für philosophische Anthropologie/Köln und Lindau, Grundlagenforschung zur Holistik und Ganzheitsmedizin. Seit 1986 biologisch-ganzheitliche Zahnmedizin. 1996 bis 1997 Begründung einer ganzheitlichen Psychodontie, 1998 Niederlassung als Privatzahnarzt in Baden-Baden mit Schwerpunkt ganzheitlicher, psychodontischer und ästhetischer Zahnheilkunde, zahlreiche Vorträge, Seminare und Veröffentlichungen zur ganzheitlichen Zahnmedizin und Psychodontie.

2000–2002 Erarbeitung allgemeine 3-D-Signaturlehre für die Psychodontie.

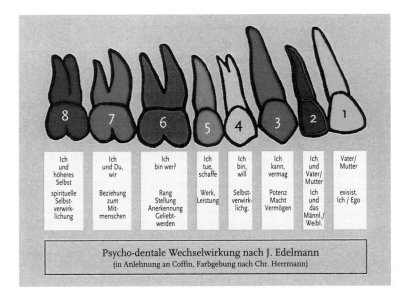

8	7	6	5	4	3	2	1
Ich und höheres Selbst	Ich und Du, wir	Ich bin wer?	Ich tue, schaffe	Ich bin, will	Ich kann, vermag	Ich und Vater/ Mutter	Vater/ Mutter
spirituelle Selbst- verwirk- lichung	Beziehung zum Mit- menschen	Rang Stellung Anerkennung Geliebt- werden	Werk, Leistung	Selbst- verwirk- lichg.	Potenz Macht Vermögen	Ich und das Männl./ Weibl.	exisist. Ich / Ego

Psycho-dentale Wechselwirkung nach J. Edelmann
(in Anlehnung an Coffin, Farbgebung nach Chr. Herrmann)

Beschreibung und Bedeutung der Psychodontie

Psychodontische Einschätzung von Frau Auer aus zahnärztlich-ganzheitlicher Sicht

Der im Eigenbericht erwähnte Wunsch, ein »dickeres Fell« zu haben, ist verständlich, bietet doch die Zahnfront keine geschlossene Front, sondern lauter offene Lücken, sowohl zwischen den einzelnen Zähnen des Oberkiefers als auch durch den offenen Biß (Zähne des Oberkiefers erreichen/bedecken nicht die des Unterkiefers, so daß der Verschluß Oberkieferzähne/Unterkieferzähne ausbleibt).

Das hat zweierlei Folgen: Zum einen empfindet sich die Patientin gegenüber der Umwelt als ungeschützt kann sich nicht schützen, kann das Tor zur Innenwelt nicht schließen. Die lückenhafte Palisade der Zähne gewährt ihr keinen Schutz.

Zum Zweiten fließt auch alles zu leicht aus ihr selbst heraus, wodurch sie sich in Atem und Worten verströmt. Das »Herz liegt ihr auf der Zunge«. Ein reichlicher Redefluß ersetzt jedoch nicht die Tat. Die Wollensimpulse (Oberkieferzähne) reichen nicht bis zur Tat (Unterkieferzähne).

Die Pflugscharstellung der mittleren oberen Schneidezähne verweist auf ein »spitzes« Vorgehen. Dahinter steckt eine »spitze Zunge«, die mit dem Wort vorprescht. Die Lücken zwischen den Zähnen lassen »zischeln«, die aufgerissene Front, die mangelnde Widerstände signalisiert, wird durch hohe Wortdynamik in einer Art »verbaler Vorwärtsstrategie« kompensiert.

Nach der Stellungskorrektur durch Keramikschalen (Veneers) ist die Front geschlossen. Nun kommt die Kraft auf, »ein paar innere Dinge zu verändern«.

Signale von Schönheit, Harmonie und von Geschlossenheit (Integrität), statt von Zerrissenheit und Unausgeglichenheit werden nicht nur an den Betrachter vermittelt, sondern das »Hochbewußtseinsorgan« Zunge »scannt« die neue Situation und initiiert eine neue Selbsteinschätzung: »Aha, so bin ich also jetzt, harmonisch und schön. Ich kann mich schließen und öffnen, kann geschützt und kann geöffnet sein, ich bestimme es selbst«.

Mundraum ist Seelenraum. Er prägt – mit den Zähnen – im höchsten Maße unser Selbstverständnis und das Bild, das wir beim Nächsten von uns vermitteln.

Psychodontie versteht den Menschen dental und kann denen helfen, die von Natur – oder vom Zahnarzt (falsche Kronen) benachteiligt wurden. Sie kann helfen, dem Leben die Zähne – oder besser – ein schöneres Lächeln zu zeigen ...

Karin Auer – »Persönlichkeitsbericht«

Zu meiner »Zahngeschichte« Stets habe ich mir viele Gedanken über meine Zähne gemacht. Wichtig war für mich immer, ein gepflegtes Gebiss zu haben. Regelmäßige Zahnarztbesuche und Zahnpflege gehörten deshalb zur Selbstverständlichkeit. Von früher Kindheit an ging ich gewissenhaft zum Zahnarzt, und kurz nach dem Zahnwechsel war ich über fünf Jahre in kieferorthopädischer Behandlung. Den Rat der Kieferarthopädin, alle vier Vierer zu ziehen, befolgten meine Eltern – nach Rücksprache mit dem Zahnarzt – nicht, wofür ich ihnen heute sehr dankbar bin. Ich gewöhnte mich an meine schiefe Zahnstellung und litt bewusst nie darunter (unbewusst vielleicht schon).

Trotzdem erkundigte ich mich in späteren Jahren nach Regulierungsmöglichkeiten. Als ich ca. 30 Jahre alt war, empfahl mir einmal ein Zahnarzt eine feste Spange (und nachts einen Kieferbogen) zu tragen, um meine Fehlstellung zu korrigieren. Dies schreckte mich ab, und ich begab mich nicht in seine Behandlung.

Im Alter von 23 Jahren ließ ich mir alle meine Amalgamfüllungen ersetzen (damals noch ohne Ausleitung). Schon damals war ich überzeugt, daß dieses Füllmaterial nicht gut für die Gesundheit sein konnte!

Etwa ab diesem Zeitpunkt begann ich mich noch bewußter zu ernähren (vegetarische Lebensweise, Vollwertkost, kaum Süßigkeiten).

1991 erfolgte die zweite Sanierung meiner Zähne. Die Kunststofffüllungen wurden ausgetauscht, und mit den eingesetzten Goldinlays war ich überzeugt, die optimalste Lösung zur Erhaltung meiner Zähne zu haben.

Die Freude war jedoch nicht so groß, denn ständige Zahnschmerzen in der linken Kieferhälfte machten mir zu schaffen und raubten mir oft nachts den Schlaf. Zahnarztbesuche brachten lange keine Änderung, und zeitweise war ich überzeugt, eine Trigeminusneuralgie zu haben. Im nachhinein vermute ich, dass ich erst ganz schmerzfrei war, nachdem der 7er im Unterkiefer links wurzelbehandelt war (etwa fünf Jahre nach der Sanierung).

Mit meinem sanierten »Goldgebiß« war ich nicht lange glücklich. Schon nach relativ kurzer Zeit (1995) hatte ich total verfärbte Zahnhälse, und sämtliche Zahnhalsfüllungen wurden erneuert. Die zahnärztliche Meinung war, daß diese Zahnhalsdefekte von meiner Zahnstellung herrühren.

Mit welch ungepflegt aussehenden Zahnhälsen ich in Ihre Praxis kam, brauche ich ja nicht zu erwähnen! Tatsache ist jedoch, daß ich mit meinen verfärbten Zahnhälsen große Probleme hatte! (viel mehr als mit meiner Zahnstellung).

Zu meiner Zahnstellung

Mit Sicherheit handelt es sich bei meiner Fehlstellung um eine Erbanlage. Bei meinem Vater ist diese Fehlstellung noch stärker ausgeprägt als sie bei mir war. Die Zahnhalsdefekte sind jedoch nicht so gravierend.

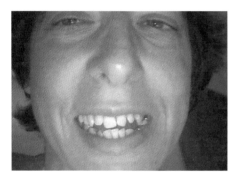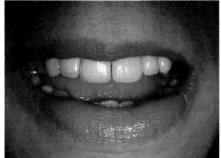

Zu mir als Person

Es ist natürlich nicht so einfach, über sich etwas zu äußern, aber ich möchte versuchen, meine wichtigsten Eigenschaften und »Problembereiche« so gut und objektiv wie möglich zu erläutern.

Zunächst möchte ich mich dabei auf Äußerungen beziehen, die ich häufig von Menschen aus meiner Umgebung höre.

Ich werde oft – ich glaube so kann ich sagen – bewundert, wie ausgeglichen ich bin »immer gut aufgelegt, freundlich, fröhlich, lächelnd« (auch früher, trotz schiefer Zähne). Ich strahle – so bekomme ich es oft gesagt – Ruhe aus und kann diese anscheinend an andere weitergeben (im Beruf, in Yogakursen, als »Seelentrösterin« für andere). Selbst während Prüfungssituationen wirkte ich scheinbar gelassen (trotz starker Prüfungsangst mit allen möglichen psychosomatischen Erscheinungen).

»Doch wie's da drinnen wohl aussieht, geht niemand was an« – manchmal scheint dieser Spruch auf mich zuzutreffen. Innerlich bin ich oft sehr hektisch und angespannt. Wenn es extrem ist, geht es soweit, daß ich schlecht durchatmen kann, schon morgens mit Herzklopfen erwache oder mich fühle wie ein Vulkan, der demnächst explodiert.

Manchmal habe ich keine Erklärung für diese Unruhe und denke dann ab und zu, ob ich vielleicht zu viel Energie habe, die ich nicht richtig auslebe.

Werde ich von meinen Mitmenschen diesbezüglich falsch eingeschätzt (»Das hätte ich dir gar nicht zugetraut, daß du so aufdrehen kannst«, »Du bist so ruhig, still, machst einen ›braven‹ Eindruck« usw.), so ärgert mich dies, ja ich leide sogar darunter.

Was ich mir auch oft wünsche ist, ein »dickeres Fell« zu haben und etwas oberflächlicher sein zu können, nicht immer alles 100% machen zu wollen. Vielleicht habe ich manchmal zu hohe Erwartungen an andere.

Obwohl ich sehr gerne auf Menschen zugehe und schnell Kontakt knüpfen kann, neige ich doch dazu, mich eher in den Hintergrund zu stellen.

Mit meinem »neuen Lächeln« hoffe ich auch, selbstbewusster auftreten zu können, wie ich es in manchen Situationen seither getan habe.

An dieser Stelle möchte ich nochmals zum Ausdruck bringen, dass ich mich über meine schönen Zähne wirklich sehr freue! Viele Freunde, Bekannte und Verwandte haben eine positive äußere Veränderung an mir festgestellt. Diese unterstützt sicher auch meine Bemühung, ein paar »innere Dinge« zu verändern.

Nun hoffe ich, dass ich Ihnen mit dieser Charakterisierung meiner Person etwas helfen kann. Gerne erzähle ich Ihnen natürlich noch mehr bzw. beantworte Ihre Fragen.

Die Thematik »Zähne–Psyche«, »Zähne–Organe« interessiert mich brennend! Darf ich deshalb auch gleich mein Interesse an Ihrem Buch bekunden?!

Gerne würde ich eine der ersten Leserinnen sein!!

Mit herzlichen Grüßen und guten Wünschen
Karin Auer

Schlußwort

Die in diesem Buch angesprochenen Themen sollen Sie dazu inspirieren, sich genauer zu betrachten und damit auch Verantwortung für sich selbst zu übernehmen, so wie es in »Krankheit als Weg« oder »Krankheit als Sprache der Seele« von Dr. Rüdiger Dahlke und Thorwald Dethlefsen beschrieben ist. Die Bedeutung einer Krankheit sollte in jedem Fall mit einbezogen und beachtet werden.

Natürlich kann man, wenn man sich sehr tief und intensiv mit der Psycho-Physiognomik beschäftigt, auch die seelischen Ursachen klar erkennen, die teilweise schon im Naturell des Menschen angelegt sind. Wir müssen nur wieder sehen und fühlen lernen.

Körpersignale Ich hoffe, daß Sie sich künftig etwas aufmerksamer betrachten und frühzeitig auf die Signale und Zeichen, die uns der Körper immer rechtzeitig gibt, reagieren. Gehen Sie achtsam mit sich und den anderen Menschen um, denn es handelt sich um Ihr Leben, und dies ist ein wertvolles Gut, das man nicht leichtsinnig verschleudert.

Ferner soll das vorliegende Buch aufzeigen – natürlich nur dem, der sehen will und kann –, daß wir alle Gesundheit wie Krankheit sichtbar mit uns herumtragen. Beachten Sie aber immer, daß Sie Störungen von einem Arzt oder Heilpraktiker abklären lassen!

Persönlichkeiten

Dr. med. Rüdiger Dahlke, geboren 1951, studierte in München Medizin und promovierte über das Thema »Die Psychosomatik des kindlichen Asthma bronchiale«. Danach Weiterbildung zum Arzt für Naturheilwesen und zum Psychotherapeuten. Dahlke arbeitete zwölf Jahre mit Thorwald Dethlefsen zusammen; diese Kooperation schlug sich in verschieden Seminaren und in dem gemeinsamen Buch »Krankheit als Weg« nieder. Rüdiger Dahlke leitet Fasten- und Meditationskurse sowie Seminare über Psychosomatische Medizin. Mit seiner Frau Margit Dahlke gründete er 1990 das »Heilkundezentrum Johanniskirchen« in Niederbayern, an dem er als Arzt und Psychotherapeut tätig ist.

Dr. Phil. med. dent. Johannes Edelmann, Begründer der Psychodontie, Jahrgang 1946

Natale Ferronato wurde am 15. Dezember 1925 in Mailand geboren und wuchs in Zürich auf. Seine Mutter war Krankenschwester; dadurch kam er schon sehr früh in Kontakt mit kranken Menschen. So fand er bald den Zusammenhang zwischen Krankheiten und den entsprechenden Gesichtshautfarben heraus. Er beschäftigte sich bereits als Jugendlicher mit den Huterschen Lehren und schuf auf ihnen aufbauend seine Pathophysiognomik. Ferronato wollte Medizin studieren, mußte dies aber nach einem Unfall aufgeben. Mit Hilfe eines homöopathischen und anthroposophischen Arztes konnte er nach acht Jahren geheilt werden. Nun baute er eine Firma auf. Nach einem zweiten schweren Unfall gab er den Betrieb an seine Frau ab. Während seiner Kuraufenthalte lernte er zum zweiten Mal die Wirksamkeit natürlicher Heilmittel kennen. So gelang es ihm, nach und nach seine auf den Unfall zurückzuführende Hemiplegie auszuheilen. Damit fand er aber wieder den Weg zur Medizin zurück. Er widmete sich fortan nur noch der Naturheilkunde und seiner Pathophysiognomik, die er begründet hat.

Carl Huter (1861 bis 1912) ist der Begründer der Psycho-Physiognomik und der Kallisophie, einer ganzheitlichen Lebens- und Seelenausdruckskunde. Er beschäftigte sich mit dem Bau und der Funktion der Zellen. Darauf ist seine gesamte Lehre aufgebaut, die er als Speicher von drei Formen der Lebensenergie definierte: 1. Lebensmagnetismus (physiologischer Magnetismus; Zellkern), 2. Od (Zytoplasma) und 3. Helioda (Zentrosom). Nach Huter gestalten diese in der Zelle wirkende Kräfte auch die äußeren Formen der Lebewesen.

Amandus Kupfer lebte von 1879 bis 1952, in Schwaig bei Nürnberg, er war *der Schüler* C. Huters der sein Werk weiterführte und dies als sein Lebensinhalt ansah. Er wr physiognomischer Schriftsteller und Verleger. Seiner Arbeit ist es zu verdanken, dass die Psycho-Physiognomik n. C. Huter nicht in Vergessenheit geraten ist.

Peter Mandel, geboren 1941, ist der Begründer der Esogetischen Medizin und der Gründer des Internationalen Instituts für Esogetische Medizin in Luzern und Bruchsal. Seit Beginn der 70er Jahre beschäftigt er sich intensiv mit der Erforschung der informativen Energien und den daraus resultierenden diagnostischen und therapeutischen Möglichkeiten. Mandel arbeitet seit Jahren eng mit namhaften Institutionen, Kliniken und Wissenschaftlern zusammen, wie dem bekannten Biophotonenforscher Prof. Dr. F. Albert Popp – ein wichtiger Schritt hin zu einer sinnvollen, sich gegenseitig ergänzenden Verbindung von neuen Heilmethoden und Schulmedizin. Darüber hinaus hält Mandel weltweit Seminare und Vorträge über die Esogetische Medizin und führt seine große Praxis in Bruchsal.

Dr. F. Albert Popp wurde im Jahre 1938 geboren. Er studierte Physik und promovierte 1969 in theoretischer Chemie. 1972 habilitierte er sich in theoretischer Radiologie und Biophysik, war 1973 bis 1980 Dozent für Radiologie an der Universität Marburg, baute 1980 bis 1982 eine kleine Forschungsgruppe in der Nähe von Worms auf und war 1982 bis 1985 in der Forschung am Lehrstuhl für Zellbiologie der Universität Worms tätig. Seit 1986 arbeitet Popp mit seiner Firma »Strahlungsanalysen« im Technologiezentrum in Kaiserslautern. Schon seit 1982 gehört Popps Labor dem International Institute of Biophysics an, das seit 1995 seinen Sitz in Neuss bei Düsseldorf hat. Popp ist *der* Biophotonenforscher. Seine Hauptrichtung ist die Erforschung der »ultraschwachen« Lichtstrahlung aus lebenden Zellen.

Carl Freiherr von Reichenbach (1788 bis 1869), deutscher Naturforscher und Industrieller, entdeckte Paraffin und Kreosot. Er gilt als der Entdecker der Od-Kraft, wie er seine Version der Lebensenergie nannte.

Glossar

Akromegalie: Ausgeprägte selektive Vergrößerung der Akren wie Finger, Zehen, Hände, Füße, Nase, Kinn, Augenbrauen, Jochbögen u.a.

Allopathie: Aus der Homöopathie stammende Bezeichnung für Heilmethoden, die Erkrankungen mit Mitteln entgegengesetzter Wirkung behandeln, also die eigentliche Schulmedizin.

Dyskrasie: Steht in engem Zusammenhang mit dem Verdauungsprozeß und den sich anschließenden Stoffwechselvorgängen im Körper. Eine Dyskrasie kann entstehen, wenn die Kochungen nicht regelgerecht verlaufen oder die Reststoffe nicht ausgeschieden werden. Diese Anhäufung von Schadstoffen, vor allem durch mangelhafte Ausscheidung über Leber, Darm und Nieren, belastet die Körpersäfte und führt zu Erkrankungen.

Esogetik (Esogetische Medizin): Leitet sich ab von Esoterik und Energetik. An dieser Wortschöpfung (von Mandel) wird deutlich, daß hier die alten esoterischen Weisheitslehren, das Urwissen der Menschheit und neue Erkenntnisse der Bioenergetik sowie der modernen Biophysik miteinander verbunden werden. Grundlage bildet das holistische Denken.

ETD: Energetische Terminalpunkt-Diagnose. Sie entstand als eigene Entwicklung von Peter Mandel aus der Kirlianfotografie, die sie als Mittel zur Diagnose verwendet.

Faradischer Strom: Wird eingesetzt als Impulsstrombehandlung.

Fußreflexzonen: Organzonen an den Füßen nach Hanne Marquardt.

Homöopathie: Von Samuel Hahnemann (1751–1843) begründetes medikamentöses Therapieprinzip, das Krankheitserscheinungen nicht durch exogene Zufuhr direkt gegen die Symptome gerichteter Arzneimittel behandelt (Allopathie), sondern mit Substanzen, die in hoher Dosis den Krankheitserschei-nungen ähnliche Symptome verursachen. Dieses sog. Ähnlichkeitsprinzip (Similia similibus currentur:

Ähnliches soll mit Ähnlichem behandelt werden) wird in der klassischen Homöopathie ergänzt durch ein komplexes System von Zuschreibungen im Hinblick auf Patienteneigenschaften *(Konstitutionstypen)* wie auch im Hinblick auf die eingesetzten Arzneimittel (Pflanze, Tier, Mineral), das bei der individuellen Verordnung berücksichtigt wird. Die Arzneistoffe, die durch Verreibung oder Verschüttelung eine energetische Umwandlung erfahren sollen (sog. Potenzieren), werden meist extrem niedrig dosiert, wobei der Ausgangsstoff meist in Dezimalpotenzen verdünnt wird.

Insuffizienz: Ungenügende Leistung eines Organs.

Krankenphysiognomik n. C. Huter, die Lehre aus Zeichen im Gesicht und Körper Krankheiten festzustellen.

Kirlianfotografie: Sichtbarmachung von Entspannungsladungen (Entladungskorona) der Fingerspitzen und Zehen. Diese Entladungskorona dient der Diagnostik und gleichzeitig dem Nachweis von Behandlungserfolgen.

Makrobiotik nach Ohsawa: Von Prof. Ohsawa in Europa bekannt gemachte Ernährungsrichtung. Grundprinzip ist: Nur so viel essen, wie der Körper wirklich benötigt. Es gibt 10 Stufen; die letzte Stufe ist, sich ausschließlich mit Korn zu ernähren.

Psychodontie: salutogene Seite des Lebens mit den Zähnen, nach Dr. J. Edelmann.

Pathophysiognomik: Lehre und Kenntnis der Krankheitszeichen im Gesicht. Eine Wortschöpfung von Natale Ferronato, dem Begründer der Pathophysiognomik.

Prießnitzkur: Von Prießnitz entwickelte Ganzpackung. Die Hydrotherapie mit allen denkbaren Variationen von Teil- und Ganzheitsanwendungen wurde durch Prießnitz, einen Zeitgenossen Kneipps, sehr bereichert.

Sauerstoffpartialdruck: Teildruck des Sauerstoffs im Organismus.

Schrothkur: Von Johann Schroth entwickelte Behandlungsmethode mit rhythmischem Wechsel von Trockentagen (Gemüsesuppe, Getreideschrot, eingeweichtes Trockenobst, Vollkornbrot und Nüsse) und Trinktagen (Weißwein, Obst- und Gemüsesäfte). Bestandteil ist außerdem die Schrothpackung, eine für 2–3 Stunden angewendete feucht-kalte Ganzpackung.

Schüsslersche Biochemie: Der deutsche Arzt Wilhelm Schüssler (1821–1898) untersuchte die Wirksamkeit der Mineralsalze im Blut. Er stellte den Leitsatz auf: »Die im Blute und in den Geweben vertretenen anorganischen Stoffe genügen zur Heilung aller Krankheiten, die überhaupt heilbar sind.«

Spagyrik: Aus den griechischen Wörtern sparo (trennen, lösen, scheiden) und ageiro (binden, vereinen). In Anlehnung an die Grundprinzipien der Alchemie –Trennen und Vereinen – werden die Ausgangssubstanz in ihre »wertvollen« und »nutzlosen« Bestandteile aufgeschlossen und diese neu vereint. Nur so lassen sich die inneren Wirkkräfte eines Stoffes und die heilkräftigen Substanzen in veredelter Form gewinnen.

Toxikose: Durch exogen gebildete (von außen in den Körper eingedrungene) oder endogen produzierte (im Körper selbst entstandene) toxische (giftige) Substanzen verursachte Erkrankung.

Vegetative Dystonie: Fehlerhafter Spannungszustand des vegetativen Nervensystems.

Virale Pathologie: Lehre von abnormen, krankhaften Veränderungen im menschlichen Organismus durch Viren.

Verzeichnis

Verzeichnis über Behandler nach der Methode von Natale Ferronato, für Deutschland, Schweiz und Österreich, ist erhältlich bei
Natale Ferronato
S.R.P. Schule für systematische Naturheilkunde mit Biotensor und Pathophysiognomik
Ehrendingerstraße 12, CH-5400 Ennetbaden AG
Tel. 00 41-56-2 21 13 94
Fax 00 41-56-2 21 67 44

Behandlungen nach der Methode der Esogetischen Medizin im Zentrum für Esogetische Medizin Peter Mendel HP
Hildastraße 8, D-76646 Bruchsal
Tel. 0 72 51-80 01 10

Zahnbehandlungen nach der Methode von Dr. Edelmann in Praxis für Ästhetisch Kosmetische Zahnmedizin
Ganzheitliche Zahnheilkunde Kieferorthopädie
PSYCHODONTIE
Dr. Phil. Dr. med. dent. Johannes Edelmann
Kurfürstendamm 212, D-10719 Berlin
Tel. 0 30-32 59 83 31

Seminare Psycho-Physiognomik, Pathophysiognomik
IFAPP Internationales Institut für angewandte Psycho-Physiognomik n. C. Huter
Psychologische Personalberatung
Manfred Müller Ing.
Dürrner Weg 9, D-75228 Ispringen
Tel. 0 72 31-8 25 99
Fax 0 72 31-42 74 53

Carl-Huter-Zentral-Archiv
Dipl. Psychologe Wolfgang Timm, Medical Manager
Kirchenallee 5, D-25875 Schobüll
Tel. 0 48 41-6 42 45
»www.der-menschenkenner.de«
»www.helioda.de«

Literatur

Allanach, Jack: Mit Licht und Farben heilen. Kösel Verlag, München 1997.

Bierbach, Elvira: Naturheil-Praxis heute. Urban & Fischer, München–Jena 2000.

Bischoff, Marco: Biophotonen, das Licht in unseren Zellen. Verlag 2001, Frankfurt/M. 1995.

Castrian, Wilma: Das Lehrbuch der Psycho-Physiognomik. Haug Verlag 2001.

Dr. phil. Correy Bernhard: Die Lösung der Lebensrätsel. Armenius Verlag, Detmold 1908.

Dr. Dahlke, Rüdiger: Hermetische Medizin. Papus, Paracelsus AAGW. H. Frietsch Verlag, Sinzheim.

Dr. Dahlke, Rüdiger: Die Welt und der Mensch sind eins. Verlag Heinrich Hugendubel, München 1987.

Dr. Dahlke, Rüdiger: Krankheit als Sprache der Seele. C. Bertelsmann Verlag, München, 1992.

Dr. Dahlke, Rüdiger: Säulen der Gesundheit. Verlag Irisiana, Kreuzlingen–München 2000.

Dr. Dahlke, Rüdiger; Preiml, Baldur; Mühlbauer; Franz: Die Säulen der Gesundheit. Verlag Irisiana, Kreuzlingen–München.

Dethlefsen, Thorwald; Dr. Dahlke, Rüdiger: Krankheit als Weg. C. Bertelsmann Verlag, München 1983.

Dr. Eisenmann-Stock, Ingeborg: Kosmische Gesetze im Spiegel der Seele. Hirthhammer Verlag, München 2000.

Ferronato, Natale: Pathophysiognomik. 3. Auflage. Kürbis Verlag, Uitikon-Waldegg 2000.

Freunde der Huterschen Wissenschaft: Aus eigener Kraft vom Pinsel zur Palette. Armenius Verlag, Leipzig 1911.

Gerhold, Otto: Menschen – Charaktere – Schicksale. Eigenverlag, Frankfurt am Main.

Glanzmann, Werner: Kraftrichtungsordnung. ppv Psycho-Physiognomik Verlag, Schwanstetten 1998.

Huter, Carl: Menschenkenntnis (Huters Hauptwerk). 3. Auflage. Verlag Siegfried Kupfer, Schwaig bei Nürnberg 1957.

Krishnamurti, Jiddu.: Autorität und Erziehung. 5. Auflage. Humata Verlag Harold S. Blume, 1990.

Kupfer, Amandus: Carl Huters Menschenkenntnis. Die neue Heilmethode auf Grund der 5 Menschentypen. Verlag Amandus Kupfer, Schwaig bei Nürnberg 1935.

Kupfer, Amandus: Menschenkenntnis, Band 1 und 2. Neu bearbeitet
von Paul Schärer. Carl Huter Verlag Paul Schärer, Münchenstein
1993 bzw. 1995.

Kupfer, Siegfried: Die Physiognomik des Ohres. Carl Huter Verlag
Siegfried Kupfer, Schwaig bei Nürnberg 1982/83.

Kupfer, Siegfried: Physiognomik und Mimik. Carl Huter Verlag,
Schwaig bei Nürnberg 1964.

Mandel, Peter: Energetische Terminalpunkt-Diagnose. Synthesis Verlag S. Gerken, Essen 1983.

Mandel, Peter: Praktisches Handbuch der Farbpunktur. Band 1
(5. Auflage) und Band 2. Energetik Verlag, Bruchsal 1993.

Dr. Markgraf, Anton: Band 1 bis 8, Die genetischen Informationen in
der visuellen Diagnostik. Energetik Verlag, Sulzbach 1993.

Molcho, Samy: Körpersprache. Mosaik-Verlag, München 1983.

Netter, Frank H.: Atlas der Anatomie des Menschen, 2. Auflage.
Novartis-Thieme Verlag, Stuttgart–New York 2000.

Dr. Popp, F. Albert: Biologie des Lichts. Grundlagen der Ultraschwachen Zellstrahlung. Verlag Paul Parey, Berlin–Hamburg 1984.

Pschyrembel. Klinisches Wörterbuch. 258. Auflage. Walter de Gruy-
ter, Berlin–New York 1998.

Raab, Karl Heinz: Dein Gesicht, Dein Spiegel der Gesundheit. ppv
Psycho-Physiognomik Verlag, Schwanstetten 1999.

Richter, Isolde; Hettich, Monika: Therapieverfahren des Heilprak-
tikers. Verlag Urban & Schwarzenberg, München 1998.

Schärer, Paul, Basel: Werden, Inhalt und Ziele aller Dinge, das Ge-
heimnis des Lebens. ppv Verlag, Schwanstetten

Dr. Schmidt-Voigt, Jörgen: Das Gesicht des Herzkranken. 2. Auflage.
Editio Cantor, Aulendorf/Württemberg, 1962.

Dr. Weise, O.: Harmonische Ernährung. 4. Auflage. Frederiksen &
Weise Tabula Smaragdina Verlag, München 1983.